医学考辨

(点校本)

(清)罗绍芳 / 撰

陈 璞 房立岩 李林森 / 主校

上海科学技术出版社

图书在版编目（CIP）数据

医学考辨：点校本 /（清）罗绍芳撰；陈璞，房立岩，李林森主校. -- 上海：上海科学技术出版社，2025. 5. -- ISBN 978-7-5478-7108-9

Ⅰ. R2-52

中国国家版本馆CIP数据核字第20259X3H40号

本书由中风病的中医(针灸)诊疗方案的制定与临床评价队列研究方案项目、大理州中医医院省级区域中医(针灸)诊疗中心项目资助出版。

医学考辨(点校本)

(清)罗绍芳 / 撰

陈 璞 房立岩 李林森 / 主校

上海世纪出版(集团)有限公司
上 海 科 学 技 术 出 版 社   出版、发行

(上海市闵行区号景路159弄A座9F-10F)
邮政编码 201101　　www.sstp.cn
常熟市兴达印刷有限公司印刷
开本 787×1092　1/16　印张 14.25
字数 230千字
2025年5月第1版　2025年5月第1次印刷
ISBN 978-7-5478-7108-9/R·3240
定价：78.00元

本书如有缺页、错装或坏损等严重质量问题，请向印刷厂联系调换

内容提要

本书为清代罗绍芳撰写的一本综合性医书,共十二卷。书中收载门类较全,包括伤寒温热瘟疫、痢疾、疟疾、失血、猝倒、喉舌、痉病、肿胀、癃闭、杂症、杂论、妇人凡十二门,对中医基本理论及临床各科均有阐述。在本书中罗绍芳提出伤寒、温热、瘟疫有别,施治不得相混,瘟疫具有传染性,乃秽气从口鼻而入;认为刘河间、朱丹溪治痢用寒凉,张景岳治痢用温补,皆有偏颇,主张以宣通阳气为主;认为疟疾病因非古书所言外感内伤,乃内外合邪,结痰阻经所致,故以治痰为要;主张治失血须分轻重浅深,辨证论治,反对动辄逐瘀或温补,对其他各症亦有辨析;认为金元四大家虽各具卓识,但亦非尽善尽美,各有所缺;经验之谈颇多,症后多附歌诀,并列方药,以备查考。

本书可供中医临床工作者、中医院校师生,以及广大中医爱好者阅读参考。

编委会名单

主　校

陈　璞　房立岩　李林森

协　校

高新颜　朱云启　侍　方

参校人员

（按姓氏笔画排序）

吉书妤　杨谨珲　张　煊　苗航星

金小程　董嘉琪　雷艳鸣

自 序

先师周元邠先生，诞生于上元三运乙卯年秋，逝于下元八运丁酉年冬（1915年8月—2018年1月）。

周元邠先生自幼小从祖父学医，其祖父曾得江津邓晋斋家二十几代伤寒传承；后陆续从李增福先生习槐轩性命之学；从尧天民先生习古典针灸；从承淡安先生习针灸；从彭承祖先生习古中医；从陈青云先生习青城丹医等。

今先生虽返道山六载，音容笑貌，历历目前。先生临床一辈子，古医书阅读面之深之广，余平生未见第二人。

当年初见先生，承蒙厚爱，为点评各家医书要点，但惭愧的是，太多书名都没听说过。时至今日，尚有书未得一见，引以为奇为叹。先生为课徒，曾选书若干，便于初学，其中多有市售者，但未见者亦不少。

璞学不得力，不得先生万分之一，且一向不擅文笔，无法颂扬先生之德之能，故特会约门下弟子，校点先生选书《医理元枢》《医学考辨》《中国针灸医学》等若干，且无市售者，以为纪念。

陈　璞
甲辰冬末

整理说明

《医学考辨》为清代医学家罗绍芳所著。罗绍芳，字林一，四川什邡县（今四川省什邡市）之方亭人，清道光五年（1825）举人，精医，著《医学考辨》十二卷（一说十六卷），由其徒孙方问经校订，刊于道光二十四年（1844）。罗氏谓"人之受病，本非一端，医之活人，亦非一术"，认为古代医家罗列百病，或限于尺幅而不尽病证之原委，或失于融会而支离论说之前后。他认为著书"多而难精不如少而易确"，于是选取"世俗最多最要之症，考证群书，辨别得失"，取精去粗，裨补缺漏，联系自身临床实践，"合诸贤之论成一家之言，而于一症之寒热虚实、标本浅深，莫不犁然备举"。

《医学考辨》一书自首刊以来重印多次，查初版为道光二十四年（1844）刻本，此外有清咸丰二年壬子（1852）刻本、清咸丰五年乙卯（1855）方亭罗氏粹白斋刻本、清咸丰五年（1855）方亭罗氏粹白斋刻隆文堂印本、清刻本（年代不详），共五种。

以下为本次校勘说明。

（1）本次校勘《医学考辨》以清咸丰五年（1855）方亭罗氏粹白斋刻本为底本，简称"咸丰本"。因原书内容第十、十一、十二卷有残缺，相关内容参阅中国中医科学院藏清道光二十四年（1844）刻本补齐。

（2）校订《医学考辨》主校本为：《医学考辨》清道光二十四年（1844）刻本，简称"道光本"。

（3）校订《医学考辨》参校本如下：《张景岳医学全书（明清名医全书大成）》，明代张景岳著，中国中医药出版社，1999年版。

《御纂医宗金鉴》，清代吴谦编著，武英殿版，人民卫生出版社，1998年排印本。

《医学心悟》，清代程国彭著，古典医籍编辑部编，中国中医药出版社，2019年版。

（4）本次点校将原本的繁体字竖排本，整理为简化字横排本。将原文中代表前文的"右"字，一律改为"上"字。原底本中的双行小字，今统一改为单行小字。

（5）底本目录如部分与正文标题不符，一般按正文修改目录，在必要情况下，也可能按目录补充修改点校本目录。为方便阅读，原书正文标题后有注释文字者，其注概不上目录，不再一一注明。

（6）凡底本无误，校本有误者，一律不出校记。凡底本按文义疑有讹、脱、衍、倒等又缺乏依据未能遽定者，保留原文不作改动，出存疑校记。凡可以补正者以〔　〕标出；无法补正者以□标记。

（7）为避免繁冗，本次校对以下问题作简化处理。第一，凡发现底本中的明显错别字，如"宫"误作"官"、"于"误作"干"等，一律径改，不再注明。第二，各校本与底本相异之处，本次点校依文意选取适宜之说，不予逐一列举。

（8）底本中存在少量避讳字，如洩（泄）等，凡发现者皆径改，不另作说明。部分术语有不同写法如阳证（症）等，则网开一面，不多作统一。

（9）底本中通假字一般不作改动。

（10）底本中的异体字、古今字、俗体字，为便于阅读，多径改为规范字。如"旹""旹"改为"时"，"蝉退"改为"蝉蜕"，"秦艽"改为"秦艽"，"槟郎"改为"槟榔"，"荜薢"改为"萆薢"，"菴"改为"庵"等。而在某些药名、病症名中，间有采用异体字者，则需酌情核定，如暴瘖（喑）、虾（蛤）蟆等。

（11）校点本尽力保持底本内容原貌，因此原书可能存在某些祝由疗法内容，以及某些不合时宜、或来源于当今受保护动植物（如穿山甲、虎骨等）仍予保留，请读者注意甄别，勿盲目袭用。

（12）原书某些大块文字的段落，不便阅读理解，今酌情予以分段。某些特殊标记，亦酌情用现在更换或简便易读的方式予以替换。原文语句排位不统一之处，如方名下歌诀的位置等，随排版版式统一处理，不再注明。原书部分句首表示列举分承的符号"一""○"一律删去，不再注明。

罗氏自序

世之论医学者，每谓人之受病，本非一端，医之活人，亦非一术，故凡内伤外感，大小杂症，必须汇为全集，始足备后学之津梁也，虽然难言之矣。夫医自仲景以下，若金元诸大家，亦各具卓识，而昔人犹谓河间详于温热、瘟疫，而于内伤之旨有未明；东垣详于补气升阳，而于阴虚之旨有未发；丹溪概用寒凉；子和一于攻下，均不能兼善尽美，况其余诸人，岂能合内外大小，无所不精哉？余自幼羸弱多病，习举业时即留心医学，见古来著作家多胪列百病，靡所缺遗，然或限于尺幅，而一症之源委不能详载；或失于融会，而前后之论说不免支离；或本非心得，徒摭拾陈言以矜博洽；或未经治疗，辄创为臆说，以示新奇，是以医书逾多，医道逾晦，在后学识见粗疏，其能拣金于砂砾之中，择粟于糠秕之内者鲜矣。余以为多而难精不如少而易确，因专即世俗最多最要之症，考证群书，辨别得失，其精当者录之，其矛盾者去之，其缺略者补之，合诸贤之论成一家之言，而于一症之寒热虚实、标本浅深，莫不犁然备举，且又必阅历久、试验真，然后付梓。是以体例不一，编次无伦，均非所计，而其余症治之未精确者，亦不妨阙疑阙殆，另俟高明阐发焉。阅是编者，神而明之，扩而充之，以补余未逮则幸甚。

时道光二十四年岁在甲辰仲春朔日
方亭罗绍芳林一氏书于粹白斋

何　序

　　粤自岐轩问答，泄至理于人间；王李折衷，衍真传于海内。著千金之宝筏，业绍真人；详万类于瑶函，医非小道。盖天有六气，惟宣郁始达其源；人或七情，非精辨若神乎技。方亭罗林一先生，豫章贵胄，锦里完人，鲤趋学步于椿庭，鹗荐亲叨夫桂苑。文堪报国，寝馈于唐宋八家；术更济人，私淑乎金元诸子。考寒热温和之性，时有阴阳；辨表里虚实之情，人无老幼。春生十指独显神奇，医辑千方自定法窍。斯真扁卢再世、和缓澍生者矣。仆也功点，良于业，笑无恒。病未折肱，虽俗附知音之列；时方疾首，亦急须医国之人。快阅新编，至摊书而识症；欣窥秘枕，爰握管以添词。果知志手疗人，借此作神仙游戏，要识廉生待命，究何殊贤望争功。

咸丰五年季春上浣
浙东何睹勋小塘氏序于唐昌署中之思补轩

方端体叙

予尝谓士生三代后不必浪费著作也，惟是考之真、辨之晰而已。医之为道，肇自庖羲卦画开，而水火阴阳之秘泄，岐轩继起，衍为《灵》《素》，经训煌煌，光昭日月，自是而降，名作如林矣。有晋王氏汇辑群言，后人诋之，谓其考也失之不确，其辨也失之不精，则信乎考之辨之之难，而益以后世之撦拾饾饤，谬殃梨枣，疑信递传，鱼龙易混，左牵右制，不宜考之而愈淆，辨之而弥晦乎！

予弱冠操举子业，以萱堂多病恒涉猎方焉，自惟藩篱初窥，堂奥终阻，匪曰隔阂，抑亦考之辨之之功少耳。方亭罗林一先生，为余五科先达。其尊人金函年丈，为予叔云骧公辛酉同谱，余是以神交久，爰命徒孙问经承诏矣。先生虚怀若谷，乃以所撰《医学考辨》一书嘱予检校，意以余为略解意旨，故俯就相商以为考辨之一助耳。噫！先生于斯道三十年矣，余恶从而肆其考而参其辨哉？无何，先生捐馆，其哲嗣秋涛、渊停二君，以书属序于余，余以为先生传慈，惟不求仕进，其蓄积非医学所能罄，然学者资其考辨，以上究羲黄而与道大适矣，则即以是知先生也，亦无不可。

时咸丰二年岁次壬子春三月上浣日
年家眷弟方端体拜撰于旌阳书院之光霁堂

李德杨序

　　罗林一，孝子也，亦仁人也，长余一岁，补弟子员亦先余一岁。少颖悟诚笃，七八岁时随三姑母来舍，余时方读四子书，先大父价臣公就浅显者讲析之，林一一聆便晰，大父曰"此罗氏亢宗子也。"逮道光乙酉举于乡时，姑丈金函先生以辛酉孝廉司铎宕渠，姑母善病，林一不赴春官试，左右就养，欢承色笑，平水量药必身亲之。母濒于危者数次，林一皆审情度理，藉刀圭而扶起之。某年母复大病，林一衣不解带，遍检古方，复参己意，调养月余，始有生机，而姑丈病于宕渠之治复至，林一去就为难，忧戚，至废寝食，既奉母命，星夜赴渠检服药，几为庸医所误，急另投剂，卒使丈危而复安，盖检方用药于侍母疾之十数年而已，洞悉详明也。其后父母年皆登上寿者，何莫非林一调护奉养之所致哉，自是益留心此道，历数十年不懈。林一之言曰"吾人读书，幸叨一荐，纵不能痌瘝斯民，治其疾苦，于间阎之风寒暑湿，补偏救弊，或亦王道中疾病扶持之一助乎！"但既神其术而远近之求者每朝夕应酬之不暇，乃就平日得心应手，神明其变化者，考之以解人惑，辨之以澄人误，名曰《医学考辨》，付剞劂以公世，使世之医者诚执是书，详究其所以然，解惑澄误，将杀人者转而活人，活人者等于活国，是书一出，不大有功于苍赤哉。嗟乎，林一读书穷理，所可传者岂仅此道？而此道一传已胜于调朱弄墨、刻翠剪红，毫无补于人世者多矣，吾故曰林一孝子也，亦仁人也。

道光九年重九前二日

表弟芳谷李德杨拜序于罢业堂之退一步轩

受业弟子序

凡事莫不有其所以然，不得其所以然，虽童而习之，皓首茫焉。六经之为书也，如日月丽天，江河行地，然犹简错字讹，历数朝大儒注之而始定，况岐黄之书自仲景、河间、丹溪外代有著述，而屡经兵燹，疑误滋甚乎！纵习其术者，小郡不下百十人，然皆习于废书，后故信口说而背传，记是末师而非往古，即不然，高采《景岳》《锦囊》诸书观其粗，而未得其精，泥其偏而未会其全，叩之以所以然茫如也。洪惟先生学综五经，功深八股，习举子业时，每自憾无益实用，爰纂辑医书，考真辨伪，会而通之，欲有补于生人。道光乙酉，既登贤书，益肆志于医，内伤杂症，别户分门，以及偏端末节，各有原委，均为索其所以然焉。久之，遐迩之求诊者应手辄愈，而又虑一人之救济不广也，乃喟然叹曰：古人之书非无确据，但时移世易，执一难通，不为阐明何以济众？因出《考辨》一编，亲付诸梓，凡分合异同之际，直抉其所以然，而未经试验者，要不妄存也。夫以著作之难也，医人明其理而不能达于词，文人工于词而不能明其理，今先生以医人文人合为一手，是以理明词达，开卷了然，其裨益于后学岂浅鲜哉？於戏！陆宣公既活国又活人，范文正不为良相当为良医，先生之书其此志也夫。

时道光二十四年暮春月修禊日
广汉郡受业曾广丰芸溪氏谨序于绵南之三省斋

目 录

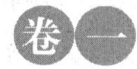

伤寒温热瘟疫门

一、总论 / 2
二、源流歌 / 2
三、《回春》总论 / 4
四、《锦囊》总论 / 4
五、麻黄桂枝汤论 / 4
六、陈氏治法论 / 5
七、伤寒 / 6
八、《幼幼集成》三阳三阴经症论 / 8
九、六经见症歌 / 9
十、辨阳症似阴，阴症似阳歌 / 10
十一、六经头痛辨 / 11
十二、伤寒相舌法 / 11
十三、伤寒病热论 / 12
十四、读仲景伤寒全书论 / 12

十五、伤寒兼症歌 / 15
十六、救误服麻黄姜桂方 / 18
十七、类伤寒歌 / 18
十八、温热 / 19
十九、瘟疫 / 21
二十、瘟疫拾遗 / 22
二十一、瘟疫传染论 / 23
二十二、经权论 / 24
二十三、风气论 / 26
二十四、《心悟》入门看症诀 / 26
二十五、景岳十问歌 / 27
二十六、统治伤寒温热瘟疫歌诀十首 / 27
二十七、附方 / 32

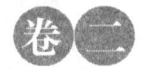

痢疾门

一、总论 / 44
二、痢疾以宣通阳气为主 / 44
三、热痢 / 45
四、热痢初起认法 / 45
五、治痢散 / 46
六、噤口痢治法 / 47
七、痢有四忌及虚痢治法 / 47
八、寒痢 / 48
九、加减平胃散 / 49
十、巴豆丸 / 49
十一、灸冷痢法 / 50
十二、虚实寒热错杂论 / 50
十三、附《医门普渡》案 / 51
十四、虚实寒热不甚症论 / 51
十五、论五色痢 / 52
十六、论腹痛 / 52
十七、痢症轻重不专看秽积多少 / 52
十八、痢疾发热 / 53
十九、塞因塞用论 / 53
二十、论风热痢 / 53
二十一、论疝痢 / 53
二十二、论痢症直肠无度 / 54
二十三、统治痢疾歌诀十首 / 54
二十四、附痢后诸症 / 56
二十五、论休息痢 / 56
二十六、附感应丸 / 57
二十七、当归丸 / 57
二十八、附夏秋水泻方 / 57

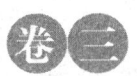

疟疾门

一、总论 / 60
二、寒热互见论 / 60
三、疟疾以痰为主 / 60
四、疟疾形状 / 61
五、初起治法 / 61
六、汗法 / 61
七、疟疾宜升不宜降 / 62
八、服药法 / 62
九、论截疟法 / 62
十、论厌疟 / 62
十一、疟主阳明太阴歌 / 63
十二、逐痰截疟歌 / 63
十三、变治法 / 63
十四、附非时行正疟 / 64
十五、似疟非瘴 / 65
十六、附方 / 65

卷四

失血门

一、总论 / 72

二、失血分轻重浅深 / 72

三、失血分多寡 / 73

四、外感失血 / 73

五、脏寒失血 / 73

六、伤暑失血 / 74

七、格阳失血 / 74

八、努力失血 / 75

九、瘀血失血 / 75

十、怒动肝火失血 / 76

十一、络伤失血 / 76

十二、气虚失血 / 76

十三、忧思抑郁失血 / 77

十四、酒伤失血 / 77

十五、过啖辛热失血 / 77

十六、阴虚失血 / 77

十七、火盛失血 / 78

十八、吐血下血附案 / 78

十九、论用药法 / 79

二十、失血十误歌 / 79

二十一、附小儿吐血 / 80

二十二、附衄血 / 81

二十三、附方 / 82

卷五

猝倒门

一、总论 / 88

二、总歌 / 88

三、附口噤辨 / 91

四、附喉瘖舌瘖症 / 92

五、附五痫症 / 92

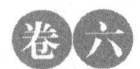

喉舌门

一、总论 / 94
二、《心悟》原论 / 94
三、附方 / 98
四、附齿衄 / 100
五、附舌衄 / 101

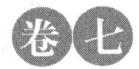

痉病门

一、总论 / 104
二、拘急非痉辨 / 104
三、三阳外感痉症 / 104
四、阳明腑痉 / 105
五、误治变痉 / 106
六、内伤成痉 / 106
七、痉病总歌 / 107
八、孕妇发痉 / 107
九、附小儿急惊慢惊症 / 108
十、急惊风 / 108
十一、小儿外感成痉 / 109
十二、附方 / 109
十三、慢惊风 / 111
十四、小儿真惊病 / 112
十五、脾阳浮越症 / 112
十六、传闻治小儿虾蟆瘟方 / 112
十七、脐风论 / 113
十八、脐风灯火穴法 / 113
十九、小儿指纹论 / 114
二十、附小儿疳病论 / 114

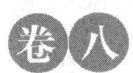

肿胀门

一、总论 / 118
二、水肿属肺脾肾论 / 118
三、水肿表里上下论 / 119
四、水肿当察小便论 / 120

五、水肿总歌 / 121

六、附方 / 121

七、附血肿 / 124

八、附风肿 / 124

九、附食肿 / 125

十、附虚肿 / 125

十一、附黄肿 / 125

十二、胀满鼓胀症 / 126

十三、蛊胀 / 127

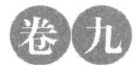

癃闭门

一、总论 / 130

二、总歌 / 130

三、附方 / 131

四、附单方 / 133

五、附无水症 / 134

六、附六淋症 / 134

七、附大便不通 / 134

八、附交肠症 / 135

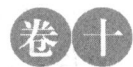

杂症门

一、头痛 / 138

二、附《三指禅》偏正头风辨 / 139

三、眩晕 / 140

四、目疾 / 140

五、疳眼 / 141

六、目疾总歌 / 141

七、耳症 / 142

八、耳症总歌 / 143

九、鼻渊鼻瘜歌 / 143

十、喘症 / 143

十一、哮症 / 144

十二、噎膈反胃 / 144

十三、噎膈 / 145

十四、论噎膈不治症 / 146

十五、类噎膈症 / 146

十六、反胃 / 146

十七、噎膈反胃总歌 / 147

十八、气裹食 / 147

十九、肺痈肺痿 / 148

二十、瘰疬 / 148

二十一、三消症 / 149

二十二、消渴单方 / 150

二十三、虚寒渴症 / 150

二十四、饮水即吐症 / 150

二十五、湿霍乱 / 151
二十六、干霍乱 / 151
二十七、青筋症 / 151
二十八、刮法 / 152
二十九、疯癫 / 152
三十、九种心痛 / 152
三十一、胁痛 / 153
三十二、腰痛 / 154
三十三、疝气 / 154
三十四、附妇人小儿疝 / 155
三十五、白浊 / 156
三十六、遗精 / 156
三十七、脱肛 / 157
三十八、泄泻 / 157

三十九、血淋溺血 / 158
四十、大便下血 / 159
四十一、脏毒 / 159
四十二、结阴便血 / 159
四十三、便血总歌 / 160
四十四、脚气 / 160
四十五、肿不肿分辨 / 162
四十六、脚气引经药 / 163
四十七、筋症 / 163
四十八、筋络热痛掣跳弦急口苦口干症 / 163
四十九、痿症 / 164
五十、脚气总歌 / 164
五十一、手足麻木 / 165

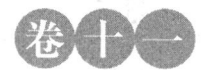

卷十一

杂论门

一、调护水火论 / 168
二、火字论 / 169
三、上损从阳下损从阴症论 / 170
四、内伤外感不同论 / 171
五、肝木乘脾论 / 171
六、久热不解论 / 171
七、似损非损论 / 172
八、诸热各有所属论 / 172
九、发热论 / 173
十、引阳归阴论 / 173
十一、肾纳气论 / 174
十二、气为水母论 / 174
十三、上病下取论 / 174
十四、喜怒论 / 175

十五、七情论 / 175
十六、六郁论 / 176
十七、阴阳论 / 176
十八、别症论 / 176
十九、寒热交错论 / 177
二十、养营行气论 / 177
二十一、胃阴宜养论 / 177
二十二、老人停食论 / 178
二十三、吐酸论 / 178
二十四、痰嗽论 / 179
二十五、人血论 / 179
二十六、参、芪、白术各有所宜论 / 180
二十七、伤寒宜用人参论 / 180
二十八、将相兼资论 / 181

二十九、内外相引论 / 181
三十、辛热从治论 / 181
三十一、香薷饮论 / 182
三十二、补中益气汤论 / 182
三十三、全真一气汤论 / 183
三十四、手少阳三焦论 / 183
三十五、脏腑手足阴阳所主论 / 183
三十六、脉难尽凭论 / 184
三十七、运气论 / 185
三十八、四时病论 / 186

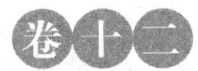

妇人门

一、经症要领 / 188
二、室女不月症 / 189
三、癥瘕痃癖症 / 189
四、治癥瘕方 / 189
五、肠覃石瘕辨 / 190
六、崩漏 / 190
七、崩症试验方 / 191
八、崩漏总歌 / 191
九、带下 / 191
十、带下总歌 / 191
十一、血郁症 / 192
十二、妇人隐疾歌 / 192
十三、妊娠诸治法歌 / 193
十四、妊娠伤寒 / 194
十五、达生歌 / 195
十六、安胎饮 / 197
十七、保产无忧汤 / 197
十八、芎归汤 / 198
十九、加味八珍汤 / 198
二十、加味芎归汤 / 198
二十一、开骨降子汤 / 199
二十二、仙传通津至灵丹 / 199
二十三、脱花煎 / 199
二十四、二经验化石散 / 200
二十五、镇压法 / 200
二十六、治妊妇发渴方 / 200
二十七、衣胞不下外取方 / 200
二十八、预防血晕方 / 201
二十九、治血晕方 / 201
三十、治气脱方 / 201
三十一、治产后肉线方 / 201
三十二、权宜备用方 / 202
三十三、治难产方 / 202
三十四、产后杂症治法歌 / 203
三十五、乳痛 / 204

卷一 伤寒温热瘟疫门

方亭罗绍芳林一氏纂辑 / 仲男 文溥渊亭氏编次 / 门下生方问经史臣校字

一、总论

余按伤寒、温热、瘟疫俱为大病。伤寒六经见症，诸书言之详矣，惟温热与瘟疫混淆无分。或言温热而不言瘟疫，或言瘟疫而不言温热，或温热与瘟疫混同立言诸书瘟、温二字多不分别，或将温热与瘟疫俱列伤寒门中，未免眩人心目。今历考诸书乃知伤寒、温热、瘟疫其原不殊，大抵皆由寒而发，故皆称为伤寒，其类则殊，故施治不得相混。详考古方治法，法原自不同，只因其同称为伤寒，错综互见，浩繁难稽，故阅者自眩心目耳。今汇辑诸书，使原之同者仍从其同，治之异者仍从其异；其中有可通用者，有宜专用者务在得其大要，而后有以尽其变通焉。

二、源流歌

表里皆寒属阴症如头痛发热、恶寒、无汗、脉息无力，兼以脏腑寒凉呕吐、腹泻之类，故名两感阴症，宜发表。温中若直中症多手足厥逆、下利清谷或呕吐清涎沫或冷汗自出，只可温中不可发表，发表则亡阳，当用理中四逆之类，其人无火阳衰甚。发表温中两法彰如麻黄附子细辛汤，开出后世五积散、大温中饮、理阴煎之类，变局原从长沙定汉张机，字仲景，居南阳，官长沙太守，著《伤寒杂病论》《金匮玉函经》。王履曰《内经》言人之伤寒则为病热，是《内经》只道其常也，仲景始分阴症、阳症，是兼论其变也，故云变局从长沙定，若不分常变，概用温中散寒之法，则杀人多矣。古人云桂枝下咽，阳盛必毙，况干姜、附子其可妄投乎。其余平人阳气充平人无内伤，故歌中亦未及兼治内伤法，伤寒郁热是常病古名传经阳症，按寒闭经络，阳气不得发泄，积而为火，则本气自病。长沙手订百余方，始自三阳有分寸。太阳寒浅热亦轻，麻桂麻黄汤、桂枝汤从标用辛温太阳经最浅，但用辛温散寒而热自不郁。及到阳明此指阳明经络非阳明胃腑热已郁，舍却麻桂用葛根葛根汤。葛根本是辛凉品查仲景葛根汤内亦有麻黄、桂枝，然君以葛根佐以芍药已非麻桂二方可比，又本方加黄芩，名葛根解肌汤，故云葛根是辛凉之品，至后世则用宋钱乙之四味升麻葛根汤，陶节庵又自制柴葛解肌汤，用代仲景葛根汤亦兼治温热，《医学心悟》所载葛根汤与前二方稍异，未详所本，然皆是辛凉之剂，莫与辛温一例论。

若还侵入少阳界，半表半里热渐深，小柴小柴胡汤辛寒须急用，养阴退热汗通行退其热则汗源不枯涸，故得汗而解，观此三阳解表法，步骤井然得其真。何况三阴太阴、少阴、厥阴全入里，阳气退缩无余地。积热为火将自焚，势比燃眉尤煎矣。涣散未结先用清如热极神昏谵语、发渴尚无躁烦便硬者，白虎黄连白虎汤、黄连解毒汤之类须记取。

烧枯糟粕结阳明此指阳明胃腑非阳明经络，热极、烧枯、糟粕结成燥粪当攻下，三阴经热邪结实，皆归此处，硝黄芒硝、大黄如三承气之类涤荡功无比。此是三阴里症方，先表后里法斯备从三阳说到三阴，六经治例已备。三阳三阴如合病在三阳伤寒如头痛、恶寒、发热之类，在三阴为热，如口渴咽燥、谵语便闭之类，一齐见症不由渐及，又有三阳合病并病之例，详载《心悟》宜随经用药，此是伤寒两感症按：表里皆寒为两感阴症，表寒里热为两感阳症。先表后里非所宜单发其表则汗出而内燥异甚，单攻其里则表邪乘虚内陷逾郁其热，大柴已开双解阵大柴胡汤内攻外攘，开出防风通圣散及败毒散加大黄之类，皆汗下兼行，表里双解，九味羌活汤发表清里亦为双解，目下尤多此症。表里寒热握其纲，因症制宜药斯应二句通承上文。

瘟疫兼春夏秋，言即冬温亦在其列亦是寒邪侵，却与伤寒不等论。时令既非严寒比人之腠理亦不甚密致，感冒亦较伤寒轻，人参败毒辛平散不缓不峻，不凉不热，故可三阳通用，本宋朱奉议所制，奉议名肱，号无求子，南阳人，著有《活人书》《伤寒百问》等集，不似麻桂主辛温，或加清凉或温暖，临时斟酌任损增。温热寒陷少阳久少阳二字该阳明经，阳明胃腑言，酝酿酝酿二字宜思索成热毒熏蒸。半表半里宜凉泻，柴葛谨将小柴遵柴葛解肌汤即是仿小柴胡辛寒例、本陶节庵制，节庵名华，字尚文，万历时余杭人，著有《伤寒六书》《全生集》，世号节庵道人。初时解表都各异，入里同归伤寒门瘟疫、温热前一节治法与伤寒异，后一节治法与伤寒同，只有清凉攻下二法。此是后贤斟酌补仲景书遗亡过半，前无瘟疫温热方，然叔和所辑尚有仲景瘟疫温热原论，且于温热症云可刺五十九穴，以泻其热，大约针法亦并遗亡，后世立败毒散治瘟疫，柴葛解肌汤治温热亦是规仿伤寒六经治例变通，尽善于仲景未尝不心心相印也，长沙自此得功臣。自从又可书一作明吴又可著《瘟疫论》，失却庐山真面目。本遇温热伏少阳，妄用辛温原大错初用麻黄桂枝等汤多致斑黄狂乱而死，继用达原达原饮多苦寒，始与病情相吻合。如何复又昧其因不知寒已酝酿成热故耳？抹却温热说瘟疫查吴又可《瘟疫论》，多本王安道《温热论》中之语，王安道《温热论》又本仲景伏气发陈之说，又可特更易其名耳。说到瘟疫亦含糊，指为万气无着落。如谓瘟疫有鬼神，应施符咒废医药，请君细把吴集观，古人范围岂能出？清解攻下仿伤寒，如何独自倡邪说吴集所载方药多仿伤寒六经治例，略为加减，独具论病源，与仲景不合，似欲另树一帜，立异鸣高，卒令后世迷惑，故不得不辨。有明迄今二百年，以讹传讹谁能觉。我今直把源流分，长沙心法昭如昨。

三、《回春》总论

原本仲景

夫寒者，天地杀厉之气也。秋之雾露，冬之霜雪，皆寒邪也。是以辛苦之人起居不适乎节，饮食不顺乎时，感其雾露之气，则其邪浅；感其霜雪之气，则其邪深。感而即病，名曰伤寒。不即病者，寒邪藏于肌肉之间，伏于营卫之内，至春因温暖之气而发，名曰温病。至夏因暑热之气而发，名曰热病。伤寒与温热一理而已温热何以言伤寒？《景岳》云：此以寒毒所化，故总谓之伤寒，若乃瘟疫之疾，稍有不同者，盖因春应温而反凉，夏应热而反冷，秋应凉而反热，冬应冷而反温，四时不正之气也即此不正之气为瘟疫，不可说得太深晦。亦不必执五运六气之说，按图索骥。《心悟》曰：个中消息团团转，惟在沉潜观化机，谓据现在而论，自不差忒也。感其春夏不正之气，则为温疫；感其秋冬不正之气，则为寒疫，然其经络传变，表里受症与伤寒同也，俗云时气病耳又通谓之时行感冒。经总论之曰：伤寒所以为人之大病者，害人最速也。按：春凉夏冷，受症固为寒，秋热冬温，受症亦为寒者，因其温暖，遂衣被单薄以致感寒，故总谓之伤寒。但时令不同，症治亦异耳，又温疫、寒疫通谓之瘟疫。

四、《锦囊》总论

原本仲景

凡冬日受寒，至春与阳气相搏而发，先夏至日者为温病，后夏至日者为热病此言温热。惟自霜降以后，春分以前，体中寒邪杀厉之气，而即壮热头痛者，方是正伤寒也此言伤寒。后有冬日大温而病，名曰冬温。至三四月或有暴寒卒冷，其时阳气尚弱，为寒所折，病热则轻。五六月阳气已盛，为寒所折，病热则重。七八月阳气已微，为寒所折，病热则微折字当郁字看，醒透十分，不必泥寒入里化为热也，此皆时行瘟疫为类伤寒也，此言瘟疫。

五、麻黄桂枝汤论

王履字安道，崑[1]山人，从学于朱彦修，著有《伤寒立法考》《溯洄集》《百病钩元》《医韵

---

[1] 崑：今作"昆"。

统》等集，时系元末明初曰：伤寒即病者，谓之伤寒；不即病者，谓之温热。其原不殊，故亦称为伤寒；其类则殊，故施治不得相混。仲景麻黄、桂枝专为即病之伤寒设，不兼为不即病之温热设也，今人或以伤寒法治温热不过借用耳。三阴伤寒寒症，十居八九，若温热但一于热耳，后人误为通治，遂疑诸热剂不敢用，是未悟仲景立麻黄桂枝汤之有所主、有其时也。苟之非治温热之剂，则群疑冰释矣。又曰：伤寒发于冬寒之时，寒邪在表，开其腠理，非辛温不能散之，此麻黄桂枝所以必用也。温热病发于喧热之时，郁热自内达外 吴又可谓"瘟疫症是热邪自里达表"即本此，无寒在表，故非辛凉苦寒苦酸之剂不能解之，此麻黄桂枝等所以不可用。而后人所处水解散 水解散，即河间天水六一散、防风通圣散之合剂也、大黄汤、千金汤、防风通圣散之类，兼治内外者之所以可用也。夫即病之伤寒，有恶风恶寒之症者，风寒在表，表气受伤也。后发之温热，病有恶风恶寒之症者，必重感风寒，而表气亦受伤也。若无新中之风寒，则无恶风恶寒之症 吴又可谓"始皆憎寒壮热，日后但发热而不憎寒"即本此，故仲景曰：太阳病，发热而渴，不恶寒者为温病。温病如此，则知热病亦如此。而不渴恶寒者，非温热病矣。或有不因新中风寒亦见恶风恶寒之症者，盖因表虚热达于表而伤表气，所谓卫虚则恶风，营虚则恶寒耳，非伤风恶风伤寒恶寒也。温热病亦有先见表症，而后传里者，盖郁热自内达外，外不得泄，复还入里而成可攻之症 吴又可谓"适离膜原可攻下"即本此，非如伤寒从表而始也。每见世人治温热病误攻其里，亦无大害。误发其表，变不可言 凡云发表者，麻黄峻剂是也，若用柴葛等解肌不为发表。凡云攻里者，大、小承气是也，若但加大黄，亦是少与微和，不为攻里，后仿此，此足明其热之自内达外矣。间有误攻致害者，乃春夏暴寒所中之疫症，邪纯在表，未入于里，不可与温热病同论。夫秋冬伤寒，真伤寒也；春夏伤寒，瘟疫也，与温热病自是两途，岂可同治。况伤寒直中阴经与太阳经虽伤不及郁热，即传阴经为寒症，而当温者仲景于太阳症，头痛发热，脉沉细用四逆汤，即此症，又与温热病大不同，其可混治乎。以上见伤寒、温热、瘟疫之同源异派处。

六、陈氏治法论

陈氏 陈氏，名尧道，字素中，国朝康熙时人，著有《伤寒辨证》，其立论多主刘河间、王安道及陶氏六书[1]、吴氏《蕴要》之说《伤寒辨证》曰：伤寒既受寒邪，又在冬月，人之阳

---

[1] 陶氏六书：即陶节庵《伤寒六书》，后同。

气本微，郁热亦少，腠理又密致，非辛温之剂何能开腠理而逐寒邪，此麻黄、桂枝、青龙之所以可用也。按：麻黄、桂枝、青龙等汤为立法之祖，故诸家诸说不能出其范围，凡有著作亦必存而不废，但天时人事不同故，诸家俱谓真正伤寒百无一二，即在严冬亦多是感冒，即有真正寒而能受麻黄等峻剂者亦百无一二，在诸家俱师仲景辛温发汗之意，而不敢用仲景之方亦时为之也。其感重寒者即是阴寒，一于温中而可愈，此病为易治以上见伤寒以辛温发汗为主。若夫温热病，郁热在里，其热自内达外，故不恶寒而作渴，此内之郁热为重，外感为轻，兼有无外感而内郁自发者，又发在春夏，若误用辛温发表，是为抱薪救火，轻者必危，重者必死，宜用辛凉以开导其内热，内热除而表热自解矣。按：温热症，本属寻常，惟误治反剧，使似奇怪耳，得此数语，大旨了然，何必如吴集推到无声无臭，渺不可测上去。亦有先见表症而后见里症者，盖怫热自内达外郁于腠理之时，若不用辛凉解散则邪热不得外泄，遂还入里而成便闭腹满可攻之症，如伤寒从表而传里也，故症之轻者用小柴胡汤去人参、半夏，加黄连、枳壳、天花粉、粉葛之类；症之重者，用三黄石膏汤加青黛、葛根之类；燥结甚者加酒蒸大黄或河间金刘完素，字守真，河间人，著有《伤寒直格》《素问玄机原病式》《宣明论方》等书，世号通元处士、高尚先生双解散，尤为对症之药双解散即防风通圣散，以上言温热以苦寒内夺为主。若瘟疫兼四时言，既非伤寒之专在严冬者可比，又邪纯在表，非温热病之郁热自内达外者比，宜用辛平之剂，或加味香苏散，或人参败毒散俱可。至于或加辛温，或加辛凉，或加大热大寒之剂，当观其何时何禀何症谓冬月亦有郁热症，如温热者，春夏亦有大寒症，如伤寒者，因人禀之异耳，参酌伤寒温热之治，增损治之此言瘟疫以辛平外散为主。又曰：伤寒与温热、瘟疫，初时解表，大是不同，及其入里，或攻或清，或温或补，后一节治法在伤寒、温热、瘟疫都无大异也。

按：伤寒、温热、瘟疫，阳症入里，宜清，然亦有用温补者，以其由阳经传入，本是热症，或因饮食生冷，或因寒凉之剂太过，所谓疗热未已寒又生，故治法亦变也以上见伤寒、温热、瘟疫之异治处。

七、伤寒

伤寒有传经，谓由表入里，宜先发表而后攻里也，如先用麻黄、桂枝，后用大、小承气之类；有直中谓里寒，宜温中也，如理中回逆之类；有两感阳症，谓表寒里热，宜发表清中也，如双解散之类；有两感阴症，谓表里皆寒宜发表温中也，如五积散之类；有格阳症，谓外假热而内真寒，宜直温中也；有劳力内伤伤寒，谓正虚邪凑，不可单逐邪也，因症制宜，无庸混同施治。

伤寒六经见症，诸书皆层次分注，使人认得某症属某经。其实伤寒本无定例，有始终在太阳者，有由太阳即入三阴经者，有由太阳即入阳明胃腑者，有初起即在阳明经者，有初起即在少阳经者，有三阳合病并病者，有三阳三阴合病者，总宜见症治症，不必拘于日数，泥循经度传之说。

仲景《伤寒论》，古今同遵，然奥旨深文，难以卒读《医宗金鉴》云仲景书"成于汉末，传写多讹，错简亦复不少……诸家遵经注释，不得不穿凿附会，致令千古不可多得之书不能传信于世，良可惜也"。国朝乾隆四年作《金鉴》始有正误之处，然亦甚少，其存疑之处甚多，此所以难猝读也，惟《心悟》立六经治例，明辨以晰，学者须从此入手仲景书自宋成无己创注后，陆续注者百余家皆不甚确，惟《心悟》于六经症下，设为问答，尚无穿凿附会之弊，真是后学津梁，且著伤寒八字纲领包括无遗，尤宜细心参阅。

伤寒夹内伤者，十居八九，皆不可用正汗法温热、瘟疫之带内伤者亦当以伤寒例推之。古人有补气发汗，滋阴发汗，清中发汗，温中发汗，消食消痰行气发汗等方，皆医门之秘诀也。补气发汗，如东垣金李杲，字明之，东垣人，受业于张洁古，著有《东垣十书》于补中汤加汗药是也；滋阴发汗，如丹溪元朱震亨，字彦修，丹溪人，受业于罗太无，著有《丹溪心法》等书于四物汤加汗药是也；清中发汗，如景岳之一柴胡是也；温中发汗，如五积散、大温中饮、理阴煎是也；消食消痰行气发汗，如香苏散、参苏饮等是也。举此为例，务须触类旁通。

沉寒之沉，对浮字言，非新陈之陈，谓寒沉滞于肝肾之经。按：此寒，其寒多从足下生，或久坐湿地，或热极涉水而得。如咳嗽引腰胁痛，或时发寒热，脉沉紧，屡表不解，须用细辛、独活，兼归、地以引入阴经方愈。又沉寒与里寒稍异，里寒即脏寒也，须用桂、姜等药，沉寒滞于阴经，亦有能闭火而使喉痛口干者，须于辛、独、归、地中，兼用清火之药，惟阴经有沉寒，而兼觉脏寒者，方可加桂、姜等药。

伤寒热邪传入三阴经后，其涣散未结实者用清法，如栀子、石膏、黄芩、黄连之类；已结实者用攻法，如芒硝、大黄之类。其清法各有部位详辨在后，不可妄攻条下及黄连解毒汤后，其攻法，只分轻重缓急，并不拘于自何经传入，当用何药也。所以然者，三阴经热邪结实，皆归阳明胃腑，只有通大便而已。所谓未结实者，如但口渴饮冷，心烧咽燥、烦扰神昏、谵语之类；所谓已结实者，如腹满便闭之类。临症时，必须用手从心下至脐及小腹处，细细推摩，其硬痛拒按者实也，其虚软不拒按者非实也，以此决可攻不可攻，最为稳妥其界乎疑似者，可用少与微和法或蜜导法，盖食少血枯者，即些微燥粪，亦足为患，非手按可知，又贵审机耳。

八、《幼幼集成》三阳三阴经症论
原本陶氏六书

小儿八岁以后，气血充足，经脉完固，伤寒与大人同治，皆自表达里，先皮毛，次肌肉，次筋骨肠胃，丝毫不爽。其始也，先在太阳寒水一经，有恶风恶寒、发热头痛、项脊强等证，寒郁皮肤，是为在表。脉浮紧无汗为伤寒，用麻黄汤发之，得汗而解；或脉浮缓有汗为伤风，用桂枝汤散之，汗止而解。

疏曰：太阳经在最外一层，故邪入皮毛即先伤之，皮毛不能传变，由太阳之络脉传入本经，而后内入诸经也。邪客皮毛，即玄府闭汗孔也。人身脏腑之气，无刻不与外气通，通故和畅，玄府闭，则内气不能发泄而生热，非风寒能变热也，此时但发其皮毛，玄府开而邪随汗散矣。麻黄、桂枝，汗皮毛之方，非解中之药，若表不解，热积而日盛，从本经反而之内，及各经井、荥《金鉴》作荥、俞、合交会之处，则热传于他经，而各经并见矣经脉所出为井、所溜为荥、所注为俞、所入为合，十二经脉莫不皆然。

太阳既罢，无头痛恶寒，脉又不浮，为表证罢而在中，乃阳明少阳之间，脉不浮不沉，而在乎肌肉之际、皮毛之下，然有二焉，若微洪而长，阳明脉也，外证发热鼻干，目痛不眠，用葛根解肌汤；脉弦而数，少阳脉也，外证胁痛、口苦、呕吐按：呕吐有寒有热，寒者多清涎，热者多黄涎、耳聋、寒热往来，以小柴胡和之，盖阳明少阳不从标本，从乎中治，若有一毫恶寒，邪尚在表，虽入中还当兼散按：三阳兼有头痛，不必泥太阳既罢遂无头痛之说，详解在后。

疏曰：肌肉不能传变，肌肉之中皆经络也，经络谓之中，里则脏腑，表则皮毛，脏腑之气血，惟经络传达，外邪之壅热，亦惟经络传变，故阳明少阳皆从中治，中者经病也，非胃与胆病也阳明属胃，少阳属胆，皆外之经络受病，非内之胃腑与胆病也。经病用和解，和解亦必由汗散，然非开发皮毛之法矣，盖初邪客表，经中阴津受伤，但启其毛窍而汗自通，及热传中经，血液燔灼，窍虽启而汗为热涸，不能外达，庸工不知，尚用温热之药，以发其表，益助热而耗阴，汗源干涸，究竟不得汗而毙者多矣。仲景和解，只清解热邪，而津液自存，阴汗既充，涌出肌表，而外邪自然涣散，此养汗以开玄府与开玄府而出汗者迥乎不同也。

邪在阳明则解肌，邪在少阳则和解，然病犹未退，渐为传里实热，脉不浮而沉，按至筋骨之间，所谓阳明胃府病也，与经病不同阳明经病已罢，至此传入于胸中之胃腑矣。若脉沉实有力，外症不恶风寒而反恶热、谵音詹，多言烦乱也语大渴，六七日不大便，皆肠胃燥实致之，轻则大柴胡汤，重则三承气，大便通而热愈矣按：三阳既罢，有传入三阴。尚涣散未结宜清者，用黄连解毒汤；有已入阳明胃腑尚涣散未结宜清者，用白虎汤。《集成》直论下法，亦是如经文"三阳未入于腑者，可汗而已，三阴已入于腑者，可下而已"之说，大概言之耳。

寒邪直入三阴经，名曰直中，乃三阳主气衰无热拒寒也，初起即手足厥冷战栗，蜷卧不渴，或腹痛呕吐泄泻，或口吐清涎沫，面如刀刮，不发热，脉沉细无力，此不可与阳经传入之症同治，更当看外证何如，轻则理中汤，重则姜附汤、四逆汤治之。

疏曰：伤寒者由皮毛经络而后入脏腑，初虽恶寒发热，而终为热症，其人必素有火者直中脏腑；始终恶寒，而并无发热等症，其人必素无火者。一则发表攻里，一则温中散寒，两途判然明白。

证有反常者。如发热面赤烦躁，揭去衣被，饮冷，脉大，非阳证乎？然投凉药而死者何也？内有伏阴也。切其脉，不论浮沉大小，必指下无力，按之筋骨之间皆然，甚者服一切茶汤及药皆吐，此阴盛格阳，乃白通汤加人尿猪胆汁症。仲景将传经直中并论程郊倩谓传经直中，经无明文，虽古来相传之语，难为定论，然玩仲景书实有二意，隐跃其间，后贤会意言之理解极确，何必经有明文也，正谓阴症似阳，阳症似阴耳。如太阳症头痛发热，当脉浮而反沉，又似少阴矣，须用甘草干姜附子汤即名四逆汤。少阴症脉沉，应无热，而反发热，又似太阳矣，须用麻黄附子细辛汤《金鉴》曰：凡太阳少阴，表里皆寒无汗之病，均宜以麻黄附子细辛汤发之，若下利清谷，或冷汗自出，即有身体疼痛之表未解，不可更汗当温其里，宜四逆汤防其阳从阴化变厥惕亡阳之逆，断不可谓病在太阳，无可温之理也。阴症四肢厥逆，而阳症亦有厥逆，此四逆汤与四逆散柴胡、枳实、黄芩、甘草、芍药不同也。阴症下利，阳症亦有漏底，此理中汤与黄龙汤不同也。阴厥初起即厥，阳厥由温而后渐厥，热利肠垢或下利清水其色纯青，心下硬痛，寒利清谷，详辨在《心悟》，以上俱本《集成》。

九、六经见症歌

六经形症集中分见，兹特总录于此，以便记诵，至其所以然处详载《心悟》。

六经症，各分彰，说与医人细推详。

头身痛，项脊强，四肢拘急异寻常，恶寒发热脉浮见浮紧伤寒，浮缓伤风，鼻鸣气喘属太阳。

目又痛，鼻又干，微寒发热不安眠，唇焦漱水不欲咽，脉长记在阳明篇。

少阳症，舌苔起白滑，寒热往来兼呕吐，胸满胁痛并耳聋，脉弦目眩又口苦。

太阴病，脉沉细有力少阴，厥阴脉同，腹此大腹在脐上满痛，燥粪宜下、咽干或自下利肠垢宜清，按协热下利，三阳三阴皆有之。伤寒论曰：三阳下利身热；太阴下利手足温；少阴厥阴下利身凉无热，此其大概，此是三阴第一关。

微微发渴犹未甚，利清水邪传少阴，热气熏灼，结粪如磊石在内，所进汤水不能渗入，逐从结粪空中走出，故利清水也，色纯青，心下硬痛此正当脐，燥粪宜下，目不明，舌燥咽干兼咽痛兼口渴，或利肠垢宜清皆少阴。

舌与囊，卷而缩，四肢厥逆乍还温又消渴兼烦躁消渴，甚于燥渴宜清，少腹满少腹在脐下，时燥粪宜下，热极深胸膈以上少阳分野，胸膈以下为大腹，太阴分野，当脐者少阴分野，少腹者厥阴分野，厥阴形症为君说。

太阳腑，属膀胱，口渴溺赤正相当，或兼短涩或蓄血，利水逐瘀最为良。

阳明腑，总六经六经皆可环入，万物归土是真因，潮热谵语兼狂乱，腋汗连及手足心。不得眠，转矢气皆有燥粪，气不得通，故时时作屁且极臭，燥渴斑黄大便闭，清攻二法要详分，按症投方须仔细。

传经症，已说明，三阴直中再推寻。四肢厥逆腹冷痛，清涎清谷吐利频，脉微弱又迟沉，身如被杖极痛爪甲青，肾囊收缩舌黑润，吐蛔音回多寐急宜温三阴通治，轻则理中汤，重则姜附汤、四逆汤以主之也。

以上症，书六经，模糊不辨枉杀人，表里阴阳分别确，此是医家一掌金。

十、辨阳症似阴，阴症似阳歌

阳症何为说似阴，此中消息要分明：发热烦躁真阳症，热极反厥《经》曰：身大寒反不欲进衣者，寒在皮肤，热在骨髓也体如冰阳郁不达于四肢也。真阳脉本洪而实，似阴脉涩细且沉热伤经血，故脉不流利也，甚至如丝欲绝，谓之脉厥。是阳非阳何以辨？诸热瞀乱神必昏《内经》曰：诸热瞀乱，皆属于火，故神昏者为阳症，轻则谵语多狂悖热多在阳明胃腑，重则昏睡不知人热多在心包络。天热水浊理无二，定然双目不清明热毒烧枯肾水，故曰不清明。沉是阳邪身不痛热则流通何痛之有，其人转侧体亦清。

阴症何为说似阳？为君一一说端详：无热恶寒是阴症，寒极反教面戴阳面赤如脂为戴阳症，谓无根之火浮于上也，《医贯》云：假热症面虽赤，其色娇嫩。肌肤烙手喜衣被身虽大热，却欲厚盖衣被，寒在骨髓异寻常，有时漱水不欲咽，本无实热在肺肠。迟微原是真阴脉，似阳浮疾短小彰阴症脉甚有七八至者，或又浮洪能鼓指，按之空豁却微茫。是阴非阴何以辨？从容审视勿惊慌。神清目明身重痛，与阳相反的非阳，二端皆是物极变，投剂一错便为殃，况复偃仰伸蜷卧偃卧多阴，仰卧多阳，伸脚卧多阳，蜷脚卧多阴，真形露出不能藏，再兼相舌察小便，滑燥赤白任推详阴症舌多青黑而滑，阳症舌多黄赤，或紫黑而燥，有芒刺，阴症小便青白而利，阳症小便黄赤短少，望闻问切皆能得，漫说临时莫主张。

十一、六经头痛辨

足三阳经皆上头，故皆有头痛，惟太阳经脉最长，其痛居多，太阳头痛，头脑痛而连项脊也，以太阳脉起于目内眦，从巅入络脑，还出别下项，循肩髆内夹脊，抵腰中也；足阳明脉，起于鼻，络于目，交额中，阳明头痛，头额痛而连面目也；足少阳脉，起于目锐眦，下耳后，少阳头痛，耳前后痛而上连头角也，以上皆三阳表症，必兼有身热。又大头赤肿症，亦当以三经所过之部位定其邪之在何经，与认头痛无异也。

足太阴、少阴，但有身热而无头痛，以二经之脉，皆不上头也。足厥阴经脉，上会于巅，故有头痛，其症兼吐痰沫，或呕吐厥冷，宜吴茱萸汤之类。厥阴有头痛而无身热，然太阴、少阴二经虽不上头，而太阴挟痰，少阴挟气，壅闭胸中，亦皆令头痛，故《锦囊》头痛篇曰：太阴必有痰、体重，或腹痛，或痰癖，脉沉缓，以苍术、南星、半夏为主。少阴头痛，是寒气逆为寒厥，脉沉细，宜麻黄附子细辛汤之类。以上三条，皆寒邪直中三阴之里症也。按：直中三阴之症，虽有头痛，但以温中救里为急，即兼表邪不可过汗。又曰：厥阴头痛脉微浮者为欲愈，如不愈宜微汗之，用小建中汤。《心悟》曰：三阴本无头痛症，今见直中症有头痛者，必直中而兼外感也。备录存参。

十二、伤寒相舌法

温热、瘟疫俱用此法。

《心悟》曰：舌者心之苗，凡伤寒症津液如常，此邪在表而未传里也，见白苔而滑，此邪在少阳也，宜和之；见黄苔而干燥，邪已入里，胃腑热甚也，宜下之若无燥粪症当清之；见黑苔芒刺，破裂干枯，邪热盛极，肾水枯涸也，宜急下之；若舌黑津润，不破裂干燥，此直中寒也，宜急温之。夫寒症舌黑，本色也，而热症反赤为黄，反黄为黑者，何也？盖热极反兼水化，若燔柴变炭，至危之候也。《寒温条辨》云：舌黑有二症，热极舌黑而苔燥，或有芒刺，小便必赤涩，寒极者，色黑似青灰而苔滑，小便青白，或淡黄。又云：凡舌尖白根黄，尖黄根白，或尖白根黑，及半边黄白而根滑者，皆属半表半里之症，宜清之，若传里则干燥，热深则黄，甚则黑也。《景岳》曰：凡真水枯竭者，亦舌黑而有芒刺，其脉必无力，神则昏沉子水不能制午火，故神昏，宜用甘温壮水之剂，或便结饮冷大渴，只用凉水以滋其标，不可妄下寒凉之药。

以上数条，相舌法已〔概〕[1]括无遗，若杜清碧所论三十六舌，内有三十五舌属热，惟一舌属寒，已觉太烦，迨后相舌法逾广，热症为多，寒症为少，真属蛇足矣。

十三、伤寒病热论

凡伤寒而即病热者，惟劳力辛苦之人及兵戈水旱之后尤甚，正以太极动而生阳，动而不休则阴亏阳亢，外寒郁遏，斯为祸逾烈耳。按：热则伤津，古人于传经症，或清，或攻，或滋水，皆所以救阴津直中症，用温热，所以回阳气，医者须识此旨。

十四、读仲景伤寒全书论

按：仲景尝制八味地黄汤治武帝消渴症，其为西汉时人，无疑诸书谓越汉季有南阳者，因其书至汉末始传耳，昔人谓仲景书如神龙出没，不可端倪，然其头角森然处，有目者皆能见之，如伤寒书共三百九十七法、一百一十三方独以桂枝为首者，法后天洛书之象，定中央以运四旁也。按：青龙、白虎、泻心等汤皆有甘草，惟真武汤无甘草有白术，皆是抱定中宫，以制四旁，即土贯五行之意。故知离脱，青字指龙为海中之龙者，误也。中央属土有戊土，有己土，戊土属阳，主胃，为卫气之本，喜润喜降，宜芍药之酸寒故叶氏有养胃阴之说，取刚济以柔也；己土属阴主脾，为荣气之本，喜燥

---

[1] 概：据参校本补。

喜升，宜桂枝之辛温故东垣有升脾阳之说，取柔济以刚也，桂枝汤和荣卫者，使一腑一脏自成阖辟，则中央运动真气流行，而外邪自不能干也。其麻黄汤则东震也，风寒闭塞毛窍，冬令已极，取麻黄色青味辛，象甲乙木之疏畅条达，以遍春令焉。其白虎汤，则西兑也，实热郁蒸胃土，夏令已极，取石膏色白性寒，象庚辛金之清萧下条，以行秋令焉。其泻心汤，则南离也，离中本虚，今实热在心而火独亢，泻以黄连，使一阴为二阳之主，而丙丁得位矣。其真武汤，则北坎也，坎中本满，今虚寒在肾而水上泛，温以附子使一阳为二阴之主，而壬癸得位矣。熟览全局，大意不出乎此，其余救敝扶偏，因症制宜，亦是从洛书中，推出千变万化，道理在仲景必有约之在指掌中者，余之谫陋，诚不能推测尽知，所可知者西汉文字古奥，其错综变化，不惟与六朝唐宋异，即与东汉亦有异。

仲景书中，柱意有正点者，有补点者，有明点者；有明点者，有半明半暗点者，有单点者，有双点者，有重复叠点者，有分点者，有互点者。如桂枝汤，即建中汤也，不遽言建中，必待荣卫极虚，再加饴糖，始以建中名；麻黄汤，即青龙汤也，不遽言青龙，必待风寒郁热极盛，渐加烦躁，佐以石膏，始以青龙名，此补点也。热入阳明胃腑，一主石膏，便以白虎名，此正点也。青龙白虎，言之显然，而泻心渴不言朱雀，此一明一暗点也。建中汤不言中央，而中字露出，真武汤不言玄武，而武字露出，此半明半暗点也。白虎真武各一方单点也，青龙建中各有大小二方双点也，至泻心则有半夏泻心汤诸泻心汤皆有黄连、附子泻心汤、生姜泻心汤、甘草泻心汤、大黄黄连泻心汤，重见叠出以点之，或曰惟泻心汤，点意最暗，非重见叠出，不足以醒痴迷也。太阳篇，一言浮缓，一脉浮紧，缓紧二字，不可合也；一有汗，一无汗，有无二字不可合也，此分点也。一言中风，一言中寒，一言恶风，一言恶寒，夫风之极重者即为寒，寒之稍轻者即为风观太阳下篇，一言中风脉浮紧，一言阳寒脉浮缓，便知是互说，恶风未有不恶寒，恶寒未有不恶风，互文见意，不过略分浅深虚实。张景岳、柯韵伯，及《金鉴》麻黄汤注，皆凿凿言之，初非板对分疏也，此互点也。观其错综变化如此，故人谓仲景为立方之祖，余谓仲景为行文之宗。且文与医，本自相通，不通于文，而能善注古方者鲜矣。试以注仲景书者言之，如建中汤以饴糖为佐，但取其滋润以生津液，其注意则仍在桂枝芍药之一阖一辟也。《易》曰：一阖一辟谓之变，变则动，动则建矣建与健通。诸家俱重在饴糖，谓取稼穑作甘之品以补土，则凡甘缓皆可建中。而所谓相摩相荡者，果安在乎？桂枝麻黄二汤，一为开通经络之重剂，一为疏邪实表之轻剂，只因感有浅深、体有虚实，是以用药各殊。诸家俱谓麻黄主寒，桂枝主风，劈分为二，既劈分矣，何以麻黄汤中亦有桂枝？或曰：以桂枝监麻黄，勿令过汗。夫有是病，即宜用是药，桂枝正以助麻黄之发汗，何监之有？惟同芍药之酸收_{桂枝汤中无麻黄有芍药}，此所以与麻黄汤异，始能束邪而兼实表耳。且麻黄症，服麻黄汤，汗出不解，不可再服麻黄，当用桂枝汤，岂桂枝主风，忽又主寒与？自是汗后腠理稍疏，能任桂枝，不能任麻黄，而二汤之用，只在辨虚实分峻缓，不在别风寒也明矣。大青龙汤因风寒最盛，郁热最急，已添烦躁，大有热入阳明胃腑之势，佐以石膏，清理中宫，乃分兵据隘之策，而其决战以求外解者，仍仗麻黄不仗石膏，此即后世冲和灵宝饮柴胡、羌活、葛根、细辛、川芎、生地、防风、甘草、石膏、黄芩、苏、荷、姜、枣，系陶节庵所制，自注云用代青龙汤，伤寒、温热、瘟疫皆可酌用，约言之只是汗、清兼行耳。按：灵宝饮确从大青龙汤脱化而出，目下有大青龙症用灵宝饮则效，用大青龙则不效，非节庵之明胜于仲景，亦天时人禀为之耳，知此则知节庵之变古，乃所以宜今而纷纷者，亦可以息喙矣，用石膏之蒿矢也，何诸家不察，谓桂枝去风，麻黄去寒，得石膏则风寒两解，可与麻桂二汤，鼎峙为三，且谓石膏，从甘温队中，则为青龙，与清凉同气，则为白虎，夫石膏体重味淡性寒_{谓石膏气轻}，味辛，能外彻肌肉，皆臆说也，解肌自有葛根，无藉石膏，本张石顽论，主里而不主表能为白虎，不能为青龙，在白虎汤中为主将，在青龙汤中为指使，论功行赏不可假也，使青龙果因石膏命名，何小青龙无石膏而亦名哉？推其意以为青龙，若指麻黄，当于麻黄汤名之，此因不知补点法与不知互点法而割裂以解风寒同一误也，且龙非乌龙，非黄龙，非白龙，着一青字_{青龙者东方七宿，角亢氐房心尾箕也}，谓其大开腠理，有似出震之势，勃勃难遏，乃诸家谓如海中之龙，可以致雨。然则白虎如山中之虎，可以啸风乎_{白虎者，西方七宿，奎娄胃昴毕觜参也}，风寒在表，荣卫闭塞，故一身重痛，若热入阳明里实，必且逾垣上屋，奔走狂呼，其身但轻不重可知，至青龙条下，言身但重，乍有轻时，谓表寒多而里热尚少也，且与少阴中寒症，身但重，并无轻时亦有异，故又云无少阴症。诸家谓重则为风，轻则为寒，殊不可解。青龙条下有烦躁二字，谓胃腑郁热则心神不安，正如《大学》心有所忿懥，朱子只以"怒"字解之，诸家谓烦则为风，躁则为寒，是岂忿自忿而懥自懥乎？且伤寒大法，太阳烦躁宜汗，阳明烦躁宜下，少阴寒症烦躁宜温，又将作何说以分解之？嗟嗟，仲景书诚古奥难读，而此数方尚浅显易明，诸家拘文牵义已如此，其余之穿凿附会，更不知凡几矣。况温热瘟疫有其论而佚其方，后世遂另辟畦径，执异说以与经文相抵牾，其狂悖尚可言哉！

我朝作《医宗金鉴》，有正误篇，有存疑篇，藏之玉函以后百世，其用意固独深远也夫。

十五、伤寒兼症歌

《心悟》曰：兼症者，非伤寒六经之正病，而实伤寒所常有之病也。

太阳经失汗谓当汗不汗也热邪入本腑，蓄血膀胱少腹苦谓胀痛不可按也，大便黑色与燥粪症，少腹胀痛而大便闭结者有异小便利与溺涩症，少腹胀满，而按之不痛且小便不利者，又有异，以上三症皆小腹胀，辨之当如此，临时认症须清楚。喜忘如狂如狂者，尚不似阳明燥粪症发狂之甚也或发黄此发黄是蓄血兼症，如单发黄症，多小水不利，大便秘结解，见《伤寒六书》，又蓄血症兼有漱水不欲咽，见《心悟·伤寒阳明经症论》，桃仁承气汤为主桃仁承气五般奇，甘草硝黄并桂枝，代抵当丸见伤寒不可泥古条下亦可施，热极病重随区处。按：桃仁承气汤，内有桂枝尚兼太阳表症治，若抵当丸，则专治膀胱也。妇人经动谓经水适来，或适断也邪气乘，热入血室病因名，昼则明了夜谵语邪热在阴分，故夜多不宁，如见鬼状，无犯胃气戒谆谆谓非阳明燥粪症，不可用攻下药也，宜用，小柴胡汤去半夏加生地，丹皮红花并桃仁又《伤寒六书》云，男妇皆有冲脉，冲脉得热，血必妄行，在男子则为下血谵语，在妇人则为寒热似疟，均宜用小柴胡加凉血清热之药。病发于阳下之早谓邪在三阳宜汗，医误下之，邪热陷胸中结聚了此名结胸症，阳邪结于阳位，故在胸，若未经下者为少阳胸满症，与此有别，燥渴谵语脉沉实此论本《锦囊》然，亦有脉浮者，表未解也，按之胀硬痛难保，大小陷胸汤并传古人谓不按不痛者，用小陷胸汤，不按亦痛者，用大陷胸汤，刘心田云，结胸痞满多由痰饮凝结心胸，故陷胸泻心用甘遂半夏、括[1]蒌、枳实、旋复[2]之类，皆为痰饮而设也，代以景岳百顺好景岳以百顺丸代陷胸汤，用牙皂辛以散外、大黄苦以泄内最稳妥，即丹溪亦有陷胸汤，不可轻行之语。更有寒实结胸中或服凉药，或伤冷物，以致寒痰食，积聚于胸中而作胀痛，有寒无热症不同谓全无燥渴、烦热诸症，汤用理中加枳实，散寒清结最多功活人用枳实理中丸，治寒实结胸，用代仲景三白散，最为的剂，诸书谓通治结胸者误也，三白散：桔梗、贝母、巴豆，若寒实痛甚者，仍非此散不除。水结胸症头汗出，心下揉之声汩汩水声也，或咳引胁下痛又停饮，症必发渴者，以水停则胃之真津不生也，饮水则吐者，以宿水在内则新水不入也，小半夏加茯苓汤，行水散痞生姜着。按：此方加细辛二三分尤妙，此法从小青龙得来。心下不舒痞气名但痞满不舒，按之濡而不痛，阴邪结于阴位，故

---

[1]"括"当作"栝"。
[2]"复"当作"覆"。

痞在心下或边旁也。三阴早下是其因《心悟》曰：伤寒传入三阴，热邪尚未结实，宜清。医误下之，内之微热虽除，外之邪热又至，故为痞，《伤寒辨证》亦如此解，他书谓病发于阳，从风得来，病发于阴，从阴寒得来，不可从，泻心半夏芩连用，干姜甘草与人参，大枣和之治虚痞，法在降阳而和阴名半夏泻心汤，内有干姜、黄连，苦降辛散，大有元机，陶氏小柴加枳实桔梗，泻心通代药和平节庵用此方法治少阳胸满症，又用以代诸泻心汤，亦稳妥可遵，临时须善加减，杂病痞满从内起，虚实寒热要分清《锦囊》曰：伤寒之痞多属热，故诸泻心汤多用寒以泄热，杂症之痞，有寒热虚实之不同，《保命集》云：伤寒之痞，从外之内，故宜苦泄，杂症之痞，从内之外，故宜辛散。伤寒初起寒在经，气凝血滞不能行，忽然鼻衄寒将散《经》曰：其人发热无汗，目瞑烦剧者将衄之兆也，营血周流病渐轻古人谓血为红汗，亦有至理，此寒从衄解，不必治，若是鼻衄病不解，或表或里宜细揣，衄时头痛身发热，邪在于表无所惑，发汗香苏散最宜衄家不可大汗，故宜此方，丹皮生地赤芍皆加得，衄时燥渴并烦心，热邪入里急宜清，犀角丹皮生地白芍名犀角地黄汤，兼清兼散入柴芩，阳症似阴手足厥冷午有温时，与阴厥一于冷者异，误投热药动阴血，耳目口鼻随处来，下厥上竭难为力此症多不治，酌用地黄汤去枣皮，加甘杞、柴胡、白芍、麦冬、芩连之类清补并行可也，此与鼻衄症不同，临时须要有分别。伤寒发黄兼身黄目珠亦黄湿热郁，明如橘色光亮也，此名阳黄汗染服，兼表邪未散发热脉多浮，一身疼痛少汗出，解表清里两法需，柴苓一方即小柴胡四苓散之合剂也，景岳主此要斟酌，或加茵陈或黄柏皮，相机而行无执着，汗多脉沉滑表无邪叶邪，湿热郁里躁烦加，小便不利渴饮水，栀子柏皮甘草佳本仲景方，名栀子柏皮汤，心下胀闷大便结，茵陈蒿汤用不差仲景方茵陈栀子大黄，阴黄晦暗色不明如姜黄一般，本由寒湿中三阴，茵陈术附汤宜用茵陈术附有干姜，炙草肉桂六味勷[1]，莫与阳黄一例论，环口黧黑黄症见，此为脾绝命归阴《锦囊》曰：环口黧黑，柔汗发黄为脾绝。脾主唇，归脾失精华则黧黑，脾气绝，则柔汗形而真脏色见。伤寒发斑斑为大红点，疹为小红点，大约斑重疹轻，不必过于分别有数说，或失汗或失下或误投热药热毒蕴结，故发斑疹，红赤胃热紫赤热甚，紫黑胃烂命催促，斑出脉浮洪手温，此为顺候不须惊，若是脉沉细手足冷，元气虚弱命危倾，发斑兼见表里症，大汗大下皆宜禁过汗则增斑烂，过下则斑毒内陷，表邪未解谓外有头痛发热恶寒之症内烦渴，柴芩白虎汤堪任本景岳，表邪渐解烦渴增，急用犀角与大青犀角大青汤即解毒汤加犀角、大青、玄参、升麻、甘草，歌曰：犀角大青元草麻，三黄解毒汤内加，或入柴胡兼散表，脉弱亦可酌加人参，谵语闷乱大便闭于前方中，加入大黄微微利，或万不可大下即于前方中加生蜜或麻仁，或用蜜导法皆不忌，此是阳斑诸治法，说与医

---

[1] 勷：同"襄"，帮助之义。

家要仔细。若是阴斑又不同，寒伏于下逼其无根之火上浮胸，斑色淡红或如蚊蚤咬迹常隐隐，脉洪无力按之空，手足厥冷过肘膝，还须姜附早温中如理中汤之类。又有内伤斑亦见，懒于言动身怠倦，脉虚身热自汗多，补中加葛芍药敛《锦囊》曰：内伤斑，出于胃气虚极，一身之火游行于外，宜补中汤加葛根芍药以补而敛之，大约此斑亦是淡红隐隐。奔豚冷气上冲胸《心悟》曰：此下焦阴冷之气，从少腹冲心而痛，如江豚之上窜也，他说俱不必从，肉桂吴萸姜附茯苓同，橘核小茴川楝子，水不凌心谓肾水不上克心火也立奏功。呃逆俗名扯疙瘩，寒热二症皆能发，伤寒矢下胃火冲，燥渴大便闭大柴胡汤下，之便若不结半夏泻心汤，热除痞去呃方罢。三阴中寒胃欲绝，厥冷恶寒时呃逆，下利清谷急宜温，丁香散合理中吃即附子理中汤，加丁香柿蒂服之，呃止则吉，不止则凶也，寻常呃逆气不和不兼寒热，茶醋吞来病若失茶汤中兑醋服之即止，又凡久病见呃逆者，系胃绝不治。汗吐下后胃气虚，上逆心下痞鞕[1]噫气随，养正除痰兼镇逆，代赭旋覆汤最宜歌曰：代赭旋覆用人参、半夏、干姜、大枣临，重以镇逆咸哕痞，痞鞕噫气力能禁。懊憹《心悟》曰：憹同恼，谓心中郁郁不舒，比之烦闷尤甚也本是虚烦热，症从汗吐下后得由表邪未尽乘虚内陷也，栀子豉同蔌汤探吐灵，或加枳实名枳实栀子豉汤因伤食，新方吐法淡盐汤即阴阳水加食盐在内，加入橘皮能发越。脏结病人有宿积，结在阴分能饮食其结多在脐旁脐下，或痛引阴筋，不比结胸症，结在阳分，不欲饮食，卧则气壅烦满增，起则气降稍安逸，攻之徒合元气伤，从容调治勿迫急宜补气生血之剂，《医门普渡》曰：瘟疫下后，脉症俱平，腹有块，按之则疼，自觉有所阻而膨闷，或时有升降之气，往来不利，常作蛙声，此邪气已尽，其宿结尚未除也，此不可攻之，攻之徒损元气，气虚亦不能传送，终无补于治结，须饮食渐进，胃气稍复，津液流通，自能润下也。尝遇病愈后，食粥半月，结块方下，坚黑如石。余热伤寒后未解成百合，行立坐卧皆不乐若有神灵凭之，服药即吐，脉数口苦小便赤黄，百合知母两般药名百合汤，《回春》又用小柴胡汤，加入前方功最速，竹叶粳米炒并食盐，姜汁少许冲来服。按：此症系伤寒大病后，余热未解而成，然因情志不遂，或因有所惊触者，亦有之，大约治法皆同，解见《金鉴》。伤寒热毒在骨髓，无由发泄蕴于里，病后忽与不病交，女病传男男传女，少腹绞痛引阴经，热气冲胸头不举此症间有吐舌数寸者，见《心悟》，身重气少眼生花，膝胫拘急阴阳易，方传知母并竹青，滑石生地韭菜根，参柴犀角黄连草，裩[2]裆近阴处烧灰引最灵《金鉴》云：身重少气者，真元亏竭而困倦也，少腹里急或引阴中拘者，所易之气内攻也，热上冲胸，头不欲举，眼中生花者，虚阳上蒸也，膝胫拘急者，脉乱

---

[1]"鞕"当作"硬"，后同。
[2]裩：裈之别名，当作"裈"，后同。

而筋伤也，盖伤寒之人，热毒藏于气血中者，从表里解散，热毒藏于骨髓中者，无由发泄，故与不病之体交接，每多传易，男则阴肿，女则里急，男病用妇人裈裆烧灰服之，保元用逍遥汤，人参、知母、竹青、滑石、生地、韭根、柴胡、犀角，卵缩腹痛者加黄连甘草，以裈裆布烧灰为引似更妙。

伤寒愈后气未平，过劳余热复还经名为劳复，小柴胡汤加减用，表里兼时汗下行 《六书》云：病后气血未平，余热未尽，一或有劳热气，遂还于经络而复发热也，小柴胡汤加减治之，在表者汗之，在里者下之。**病后土虚不胜谷，多食复发复发热也名食复，必须损谷谓节食也始能愈，消导吐下皆宜酌** 《六书》云：缘土虚不能胜谷气，故多食病即复发，须损谷则愈，轻则消导，重则吐下，如脉实大热烦渴谵语腹痛大便结急下之，不可缓也。又《幼幼集成》云：凡伤寒初解，服油荤太早复发热者，用楂肉煎服即解，或于别方中加入楂肉亦可。

十六、救误服麻黄姜桂方

按：麻黄大辛而热凡阴症下利清谷，或冷汗自出，误服之即变筋惕肉瞤目眩心悸振振欲擗地，气虚恶寒之症，此亡阳无奈也，宜真武汤救之，真武汤茯苓、白芍、白术、干姜、附子，若瘟疫温热误服之，不但亡阳伤表，亦且亡阴涸里，故古人行夺汗无液之说，须用参、芪、北、味、熟地、甘杞之类，阴阳两救或因津亡而燥热谵语，须加玉竹、麦冬、花粉之类，或因津亡而大便燥结，宜用蜜导法，或黄龙汤以下之，阳症入里，误用姜桂，须用芩连泻火，兼用甘、杞、熟地等生水，如医贯地黄汤加芩连之类，其便秘者，亦宜用黄龙汤蜜导等法，又有误服承气攻下药，以致虚痢不止者，方用龙骨、怀药为末开水下又凡伤寒阴阳二症，前医认错用药，关碍太重，须与主人说明，然后下药救疗，免致事败受谤。

十七、类伤寒歌

共十症因其皆有发热恶寒之症，有似伤寒而实非伤寒也故名之。

类伤寒有数般，莫与伤寒一例看，试将诸症从头说，一一分明见的端：

脉浮涩细虚兼，发热兼恶寒头汗身重转侧难，不呕不渴名风湿，桂枝加附是灵丹 即桂枝汤加附子，按：此方内须加羌防方效，气血弱者加参归以助正逐邪，强壮之人，或用羌活胜湿汤加减亦可，羌活胜湿羌独芎，甘蔓藁本与防风。

鼻息鼾 音汗，谓鼻如睡鼾也**语出难，四肢不收身重默默眠，脉尺寸俱浮自汗风温症** 此症多在春月。按：《仲景论》春温为伏气，是过时而发之，《伤寒论》风温是新感风寒束其里热，不可混作一症，加减葳蕤汤可痊。按：此症是外感风内郁火，亦有头痛身热，宜葳蕤汤。歌曰：葳蕤汤内石膏加，羌防芎草杏仁夸，干葛白薇青木荤，风温鼻鼾此方佳。或用人参败毒散，加石膏、黄芩、知母、僵蚕、蝉蜕、栀子等亦可。

发热时头又痛，谵语腹满体沉重，胫冷伤寒胫冷臂亦冷，湿温胫冷臂不冷自汗是湿温谓先受湿，后感暑也，此症多在夏月，苍术白虎汤宜用即白虎汤加苍术。

中暑时复感风即风暑症，烦闷口渴溺赤红兼发热自汗，昏愦无知兼搐搦，桂枝白虎有奇功即白虎汤加桂枝。

身恶寒，按：内外痈只洒淅恶寒，并不发热，详辨在《伤寒辨证》。脉浮数，疼痛专从一处着，惟有饮食尚如常伤寒则不能饮食，内痈外痈要斟酌。

口内咳胸隐痛，吐唾腥臭肺痈候，葶苈桔梗汤急投葶苈皂枣丸、桔梗汤见后卷肺痈条中，吐出臭脓功易奏。

腹膨急按时疼，肠痈腹中水响小便数如淋，牡丹皮散为汤饮牡丹皮散：丹皮、苡仁、瓜蒌仁、桃仁，水煎服，肘后金丹度与人。

胃脘痛隐隐痛《心悟》曰：胃脘痈只宜服忍冬汤，如已溃后则不必服药，忍冬汤即金银花甘草二味，时吐脓血胃痈但呕不咳。与肺痈异休妄动，吐尽脓血自应愈，古人有言须记诵。

蓄血症此言寻常血积，非伤寒蓄血症也非一端，转侧如锥刺不堪胸腹胁间必有痛处，着而不移，手不可按，寒热交作因瘀阻，妙剂还须仗泽兰泽兰汤：归尾、赤芍、桃仁、红花、青木香、丹皮、泽兰。

或跌打或怒号，或因抑郁血难消此言血积原由，脉涩脉芤详指下，最宜仔细问根苗。

身发热不痛气口紧气口即右手寸部脉也，中脘不通常痞闷，嗳腐吞酸饮食停，惟有保和汤最稳歌曰：保和神曲与山楂，苓夏陈翘菔子加，曲糊作丸麦汤下，亦可方中用麦芽，大安丸内加白术，消中兼补效堪夸。

虚烦热似伤寒乍热乍退，此中气亏损也，或时头痛或时安谓乍痛乍止也，四肢倦怠语言怯弱，脉虚无力补中餐。

以上症戒发汗，麻桂青龙莫相见，若还误作伤寒医，请到无常真可叹。

十八、温热

《伤寒辨证》云：凶厉大病，死生人在数日间者，尽是温热病此症多是辛苦之人，冬时触寒所致，又惟冬时少阴不藏精者多此病。本陈氏引《内经》语，而发于冬月之正伤寒者百无一二正伤寒虽过七八日仍可一汗而愈未见大害，是温热之尤重于伤寒也。夫温热病，由于冬月受寒不即发，伏藏于肌肤之间，至春夏始发，其症皆郁热自内达外，原非表症，故不可用汗药，亦未遽入于三阴，故不可骤用承气汤吴又可论用药与此同，热邪在半表半里之间，在《心悟》用柴葛解肌汤，在陈氏用加减小柴胡汤，或柴芩白虎汤，其尤重者，则三黄石膏汤、防风通圣散之类，皆清内热兼解表邪之剂也，及其传变三阴，或清或攻，或温或补，亦与伤寒无甚异。

温热病，头痛发热，与伤寒同，但不恶寒而口渴与伤寒异论本仲景，据此则温热无表症，故不恶寒，然温热亦有因外感而发者，景岳论证引《经》曰：冬时寒毒内侵，而未至即病者，必待春温气动，真阳外越，再触寒邪，其病则发，故至春犯寒则为温病，亦犹伤气者，遇气则作，伤食者遇食则作耳夏热亦可类推。夫既遇寒亦夏有恶寒之症，自不得拘于发热不恶寒之说，而谓恶寒者，必非温热症也，然则是温热，与非温热，何以别之？王履曰：发热恶寒而不口渴者，必非温热症。《伤寒辨证》曰：伤寒始病，一二日内，必不作烦渴，惟温热病其热自内达外，一热即口燥咽干而渴。又曰：伤寒与温热病，舌色更自不同，伤寒在表，舌上无苔，即自表传里，舌苔亦必由白滑而变他色，不似温热病，热毒自内达外，一发便见黄黑诸苔也吴又可论舌与此同，故温热病，稍见黄白苔无燥润，即宜凉膈双解散之类。又曰：伤寒始病，其脉必浮，且左手之脉必紧盛，倍于右手；温热病之脉，多则肌肉之分而不甚浮吴又可论脉与此同，且右手之脉盛于左手，诚由伏热在内也。又曰：温热病即兼非时暴寒，而脉浮紧者，亦不可纯用表药，宜清里兼解表以取微汗，倘不谙伏气，而误用辛热之剂以发汗，则斑黄狂乱之症作矣。

诸书于温热病，或云发热而不恶寒，或云发热亦兼恶寒，论各不同，大抵不兼新感风寒之温热症，必发热，而不恶寒兼有新感风寒之温热症，必始皆先恶寒而后发热，继则但发热而不恶寒，其与单属新感风寒者之憎寒壮热，自不同耳。

温热病，古人又谓之温暑，夫热病谓之暑者，以其在暑天而发，故名之非中暑之暑。故《心悟》辨曰：暑病与热病相似，但热病初起无汗，暑病初起自汗，热病脉盛，暑病脉虚，此为异耳。

温热病，固宜以苦寒内夺为主，然亦有不可用苦寒者谓全由水亏，故不可责之火盛。《伤寒辨证》云：温热病，宜滋阴发汗者十之八九，若其脉沉细，或微弱，或虚大无力，为脉不应病，正气先伤，热毒乘虚而发，设用甘温调补，岂不助邪转炽，此所以难救也，于难救之中作救疗，则《医贯》明宁波赵献可，号养葵，著《医贯》之法可行矣。《医贯》曰：温病以冬时少阴不藏精，寒气伏于肌肤，自冬至三四月，历时既久，火为寒郁，将肾水熬枯，值时强木旺，无以为发生滋润之本，故发热而渴，非有所感冒也《锦囊》所引此段，多胸胁胀满，亦是木填土中，非有积滞之语，其论症由，则以为其人素有火，故虽感微寒而不即病，及历时即久，将肾水熬枯，无以发生肝木，余以六味地黄汤滋其水，以柴胡辛凉舒其木郁汗法亦在内，应手而愈。按：阴之与阳不相需而行，阴逾亏则阳逾郁，仲景四逆散中用白芍已有敛阴泄热之意，后世更地黄汤加柴胡以滋阴发汗，则有因人禀异而以仲景为蓝本耳，若嘉言谓"冬不藏精至春病温，宜仿麻黄附子细辛汤"则毫厘千里矣。

按：此即阳症阴脉治法，《锦囊》《景岳》于伤寒热邪入里，耗消肾水，亦多用此法当与相舌法中所载真水枯涸形症治法参看，所谓寒之不寒，责其无水也，凡年老久病枯瘦。富贵多欲之人，及时令炎热之候，往往有此症，医者务须识此，庶有以济攻清二法之穷。又凡邪热入里兼伤寒温热瘟疫言，当下不可下以阴虚血枯也，而又不得不下者，古人悉用玉烛散、黄龙汤，攻补并行，不相妨也。

十九、瘟疫

瘟疫一症，诸书皆云感冒四时不正之气，邪纯在表，脉浮紧，头痛发热恶寒，与正伤寒相似，当以驱散为主，宜用败毒散辛平之剂，或兼辛热或兼辛凉，当观其何时何禀谓天时有寒热，人禀有阴阳，参酌伤寒温热治之。大约瘟疫之异于伤寒者，以其时令非严寒，往往火为寒折，以寒包火，而其人之腠理，又不若严冬之密致，且感冒亦比正伤寒轻，故不可定用辛温重汗之剂，即冬月之瘟疫，亦是应寒反温，如冬温症之类，岂可与正伤寒一例用药宜发散中加清凉药，瘟疫之异于温热者，以其新中表邪，若非温热之郁热自里达外，宜专用苦寒内夺也。

两感阳症。诸书谓之表里分见，在三阳为寒，在三阴为热，《心悟》谓正伤寒少有此，惟天气温热之候多有之。本有积热在内，外为风寒鼓之，故表里并见，阴阳双传也。据《心悟》之说，即阳气已盛为寒所折，病热则重之意，是两感本皆瘟疫之类，与正伤寒迥别，与温热相似，而即可参酌温热之治法，以治之也。故宜解散、三黄石膏汤、防风通圣散之类，或云治温热，或云治瘟疫，或云治两感，大抵解表清里，方之可通用者也。至于秋冬寒疫，以其应凉反热，应寒反温，感不正之气，与正伤寒之感中严寒，而一于寒者，自是不同。与温热、瘟疫之在春夏，而郁热极甚者，亦自有别清药不宜太重。然陈氏谓冬月亦有郁热症如温热者，春夏亦有大寒症如伤寒者，此人禀之异，不可以时令拘也。

瘟疫有兼内伤者，有始为表症，后入里而有传变者，其当攻当清，当温当补之法，亦与伤寒温热无亦。

瘟疫有在天在人之分，凡非其时而有其气，自人受之，皆从经络而入，或为头痛发热，憎寒咳嗽，或为项肿发颐耳边及腮肿，谓之发颐，又《伤寒辨证》云：两颐为阳明部位，药中须加白芷以引经方效，切不可外敷寒凉药遏郁其热，大头天行之类大头发颐所以赤肿缘故详解在后，众人病皆一般，此在天之疫也，宜分寒热用辛平、辛温、辛凉之剂以散邪，如败毒散、香苏散、普济消毒饮、太极丸、二圣救苦丹之类，俾其从经络入者，仍从经络出也。如或病气传染，其气息俱从口鼻而入，其见症憎寒壮热，胸膈满闷，口吐黄涎，乃在人之疫也，与天无涉，宜用芳香之药以解秽，如神术散、藿香正气散之类，俾其从口鼻入者，仍从口鼻出也。

诸家谓凡瘟疫症，邪火甚者，或表药，或下药，皆当以人中黄为君，本草谓其能清痰消食，大解五脏实热，《心悟》谓尤能以秽攻秽也。如无人中黄，以人粪煅过为末听用亦可。

大头蛤蟆项肿为蛤蟆瘟、发颐等症，诸家皆谓邪客上焦空虚之所，不可遽用攻下药，当以普济消毒饮为主，随症加减以上皆言感不正之气，而即发为瘟疫者也。

感不正之气过时而发，亦谓之瘟疫。《回春》曰：冬应寒而反暖者，春发瘟疫也，人参败毒散主之。本集所引有医按云：万历春，大梁间瘟疫大作，里巷相染，甚至灭门，其症头痛身痛，憎寒壮热，头面颈项赤肿，咽喉肿痛，昏愦等症，此乃冬应寒而反热，人受不正之气也。余用二圣救苦丹，以牙皂开窍而发其表，以大黄泻火而通其里，一服即汗，一汗即愈，真仙方也。或太极丸亦佳。外用清凉救苦散敷之。春应温而反清凉者，夏发燥郁也，大柴胡汤主之。夏应热而反寒者，秋发寒郁也，五积散主之。秋应凉而反淫雨者，冬发湿郁也，五苓散主之。以上四条，《回春》俱列瘟疫门中，备录存参。

二十、瘟疫拾遗

凡是瘟疫，必兼有憎寒壮热之症。

一曰捻颈瘟，喉痹失音，项肿大是也。一曰杨梅瘟，遍身紫块，忽然发出霉疮是也。一曰疙瘩瘟，发块如瘤，遍身流走，旦发夕死是也。此与头面浮肿为大头瘟，耳前后肿为发颐瘟，颈肿为蛤蟆瘟，胸前红肿为瓜瓤瘟，俱是一类，诸书散见，皆不言其所以然，其实皆是风寒郁火，凝聚于三阳经，使经络不通，故激而成赤肿，治宜外散风寒，内清邪热，通用败毒散加减为主，毒甚者尤宜加朱砂以泻君火，重用人中黄以通泄五脏之实热，其赤肿甚者，宜外科针砭之法。

又查乾隆年间，贵州有心经疔症，道光元年，川省有朱砂症，其症先头昏，发热憎寒，明系外感，渐渐火伏于心，其曰朱砂症者，谓必用朱砂以引药入心也。此与大头瘟、发颐瘟、捻颈瘟、瓜瓤瘟、疙瘩瘟等，皆是风寒包火，但彼之火郁在皮肤经络，故肿见于外而毒浅，此之火郁在心脏，故外不浮肿，卒令人暴亡，治法先宜泻心开窍，继以疏风清火，古方用朱砂二钱、枯矾三钱、真青黛三钱、苏荷一钱、牙皂一钱、明雄三钱、细辛一钱，研细末，大人服一钱，开水下，小儿减半。外用灯红纸搓绳，蘸油，照前后心，有红点出见，速用针挑破，点内有红筋，亦并挑出；仓卒无药，外用刮法，亦可暂愈，后用败毒散加僵蚕、蝉蜕，火甚加芩、连、栀、翘，咽痛加蒡子，大便不通加大黄，其芩、连、大黄，必用酒炒过方效。牙关紧闭者，以前末药吹鼻作嚏，其牙自闭，若不开，以生白矾末搽牙龈即开。

又道光二十九年，绵州有倒头瘟，死者甚众，书曰：头为诸阳所会，阴经自颈而还，倒头瘟，系风寒闭塞诸阳经络，使阳气不能上达于头，其郁火专在心脏，是以头不举而心烦闷，其舌必强硬紫赤。

按：此症宜仿朱砂症治法，先用朱砂、枯矾、牙皂、青黛等，以泻心开窍，继用加减败毒散，以疏风清火，但头不举为阳气不能上达于头，宜于加减败毒散，重用人参方妥。

外刮法：用细磁酒杯，搽清油，从背上刮下十余次，再刮两手十余次，至手腕有恶血，用磁锋放去，再刮两足十余次，至足腕有恶血，亦用磁锋放去，此由外以通内也，一切闭症皆可用。

二十一、瘟疫传染论

凡传染症诸书俱谓秽气从口鼻入，与邪从经络入者有异，其得手时，多胸膈胀闷，呕吐黄涎，当以解秽为主，宜芳香之品，兼用人中黄以秽攻秽，大约秽在上焦可以芳香解之，秽在浊阴之所，则惟秽始能攻秽也，但此症多在热暄之时，又惟贫户房屋狭隘，汗衣大小便不能洁净，入复拥挤同居，故易使病气相传，若富户打扫洁净，兼以焚香避秽，亦易免此。兹仿古用紫苏、藿香、青蒿、白芷等，以代芳香饮，用五谷虫以代人中黄，亦颇简便，余症随加减，如胃寒可加生姜、厚朴、草果，口渴咽燥可加石膏、黄芩，小便不利可加竹叶、车前，大便不利可加大黄。因症制宜，总以解秽为主，或用贯众、苍术、葛根、甘草于水缸内煎茶饮之，亦可避秽。

二十二、经权论

经者常也，不守经则越乎规矩而失真诠。权者变也，不达权则落于窠臼而无活法。医学如《灵枢》《素问》，皆有法无方，后世难以遵循，惟仲景《伤寒论》有法有方，此即医之经也。而凡统于《伤寒论》中者，后世皆不得离寒而别有所论，太阳篇一言中风，一言中寒，其实风必带寒，方能伤人，中风之症，即伤寒中之稍轻浅者耳，二项虽分，总之以伤寒论也，后世泥风为阳邪，寒为阴邪，割裂强解是欲歧仲景之论以为论矣，六经治例治冬月正伤寒也，其曰时行伤寒，又曰暴中寒疫，则别于正伤寒而为春夏秋之伤寒可知也。"疫"字见《礼记·月令》，谓"时令偶乖，民乃多疫"，仲景论疫，亦如《月令》，指四时不正之气，可知疫而曰寒者，时令乖讹，则起居易忽，衣被不能适中，最易感冒，非寒而何？唐书《外台秘要》载孙真人《千金论》谓"感冒四时不正之气，为时行瘟疫"。《康熙字典》注：瘟者，疫也。《抱朴子·微旨卷》"经瘟疫而不畏"，是二字可分而亦可和也。《金鉴》曰"时行伤寒"者，文雅之词也，"时行瘟疫"者，遂谓仲景缺瘟疫论，且谓瘟疫不本于寒，系天地间另有一种厉气，从口鼻入，是欲超仲景之论以为论矣。《内经》曰"冬伤于寒，春必病温"，仲景曰"太阳病发热而渴，不恶寒者为温病"，又曰"此为伏气之发"，正与《内经》相合。又曰"先夏至日为湿病，后夏至日为热病"，后世因《内经》有春温无夏热，遂谓此二句系叔和伪撰。然以时势论之，后夏至日其症必郁热更甚，此二句或为仲景原文，或为叔和补发，自与画蛇添足者异，后世因驳叔和，并驳仲景，谓伤寒断无过时而发，转为温热之理，是欲删仲景之论以为论矣。夫使风不带寒，温热、瘟疫不本于寒，而仲景顾以一《伤寒论》括之，是文与题悖，仲景固如是之荒谬乎？此所谓经之不可不守者也。

仲景于正伤寒有论有方，于温热、瘟疫有论无方，诚为书缺有间或曰失于兵燹，然告往知来，自宜触类引申，试以瘟疫与正伤寒比论之：霜降以后，九月节也，九月为剥卦，五阴一阳；十月为坤卦，六阴无阳；冬月一阳生；腊月二阳生，微阳初兆，仍属老阴用事，故冬月腊月较九月十月更冷，此时人身之阳气甚微，腠理甚密，所感又极重，焉得不用麻黄、桂枝、青龙汤等辛温重汗之剂乎？春分以后，三月节也，三月为夬卦，五阳一阴，四月为乾卦，六阳无阴，五月一阴生，六月二阴生，微阴初兆，仍属老阳用事，故五月六月较三月四月更热，此时人身之阳气极盛，腠理极疏，感冒又甚轻，焉得不舍麻、桂而用败毒散、羌活冲和等辛平辛凉之剂乎？且即同一正伤寒，而东南风气柔弱，不可概同西北，纯用峻猛之剂，此本黄帝四方之论，不必区区待仲景之提命也。至于直中阴症，仲景用干姜桂附；传经阳症，仲景用芩连硝黄，后世因人禀逾薄弱，或于救阳之中兼防水涸，如理阴煎、温中饮，皆重用熟地；或阳症阴脉不得不滋水救火，如黄龙汤、玉烛散、《医贯》地黄汤，皆以生水为主，泻火次之，此与《内经》只言伤寒为热病，而仲景更兼言虚寒不同，一因时制宜乎？又如《伤寒例》始太阳终厥阴，六经治法备矣，温热病，初起便发渴，舌上有苔，是病不在太阳，而在阳明经、少阴经，阳明胃腑也，因舍太阳经麻、桂等药，而用柴、葛、知、芩、石膏等，从乎半表半里之法，即起仲景于九原，岂得以为非乎。又如《金匮要略》系宋秘阁臣林亿所辑，其去仲景逾远，其讹伪犹多，程云来作《金匮直解》，多所删驳，识见极高，后世徒慕"金匮"二字，不辨真伪，概以为仲景之堂奥在是，每至覆辙相循，恬不为怪，可谓善学仲景乎？此所谓权之不可不达者也。

奈何今之论医者，徒取词华之蔓褥，不辨义理之乖讹，有违仲景之论，而索隐行怪者如《醒医六书》云：瘟疫症无声无臭，渺不可测，又云：外不在经络，内不在脏腑，皆诳言欺人，夫远人不可以为道，远人又岂可为医哉？昔人谓达原饮其出正以此耳，反以为其书可以醒医，是犹见杨子之法言，遂谓孔孟可删也。有泥仲景之论，而穿凿附会者错简讹句，皆不之疑，时易世移，强求其合。昔人谓尚论篇，主张太过，正以此耳，反以为其篇不愧尚论，是犹见安石之周礼，遂谓周公复出也，不亦诬乎。有明陶节庵，守仲景之法，从不泥仲景之方，是以一七回春，活人无算，而其渊源，则本于刘河间之《伤寒直格》，王安道之伤寒立法考也。

本朝若程钟龄之《医学心悟》，陈素中之《伤寒辨证》，又皆以陶氏为宗焉，昔人谓千金不易伤寒秘，仲景石函节庵泄洄属平九之论，后世因其不用仲景原方，目为功首罪魁，系长沙之操莽，岂通论哉仲景之书，如麻冕礼也，王陶之书，则今也纯俭矣，奚不可从之有哉？孔子曰：人莫不饮食也，鲜能知味也，余故作经权论之晓之。

二十三、风气论

《内经》曰：卑下之地，春气常在，故东南之区，风气柔弱，易感风寒，俗称感冒，受邪甚浅，在于上部，客于皮肤，故无六经形症，惟发热头痛而已，其胸满、嗳气、恶食者，则兼内伤也，以上见集解香苏散注，余居川省，所见外感症多是发热头痛，单属太阳一经，用香苏散，或败毒散，加减得宜，一服即汗而解，未见传变《金鉴》云：仲景言伤寒，二三日阳明少阳症不见者，为不传也，注曰：此为太阳邪清热微，故不传阳明少阳也。外有头痛发热，即咽痛发渴者，用败毒散加芩、连等汗、清兼行即愈；有头痛发热，即便闭谵语者，用败毒散加硝、黄、石膏等，汗下兼行即愈，俱是两感阳症及温热之类，其两感阴症，亦常有之，初未见六经传变之症，查天星分野图，四川在井络之次，系正南未方，余所见症，正与《内经》风气柔弱，多是感冒之说相合。《心悟》谓麻黄峻剂，宜于西北，不宜于东南，《临症指南》谓真中风症，北多南少，四川既系正南，当从二说斟酌用药，若执古方而不识地与风气者，未足言医师之良也。

以上所列只标其大纲，使人知伤寒、温热、瘟疫之同源异脉，庶临症制方，不致混淆无分耳，至其节目详细处，俱详载《医学心悟》，较他书明晰[1]简易，学者务须各执一卷，热读深思，则伤寒之始末明，而温热、瘟疫之可通于伤寒者亦无不明，若目为浅近便躐等，读仲景伤寒全书，将遇正伤寒如涉海问津，遇瘟疫、温热，亦指鹿为马，其不偾事者鲜矣。

二十四、《心悟》入门看症诀

凡看症之法，先辨内伤、外感，次辨表里，得其大概，然后切脉问症，与我心中符合，斯用药无有不当。口鼻之气，可以察内伤、外感；身体动静，可以观表里。口鼻者，气之门户也。外感则为邪气有余，邪有余，则口鼻之气粗，疾出

---

[1] 晰：原文为"晢"，当据改，后同。

疾入；内伤则为正气虚弱，正气虚，则口鼻之气微，徐出徐入。此决内外之大法也。动静者，表里之分也。凡发热静而默默者，此邪在表也；若动而躁，及谵语者，此邪在里也。而里症之中，复有阴阳之分。凡病人卧，须看其向里向外睡，仰睡覆睡，伸脚蹉脚睡。向里者阴也，向外者阳也；仰者多热，覆者多寒；伸脚者为热，蹉脚者为寒。又观其能受衣被与否，其人衣被全覆，手脚不露，身必恶寒。既恶寒，非表症，即直中矣。若揭去衣被扬手露脚，身必恶热。即恶热，邪必入腑矣。此以身体动静，并占其寒热也。然又有阳极似阴，其人衣被全覆，昏昏而睡；复有阴极似阳，假渴假躁此症思得水而不能饮，脉必沉迟无力，欲坐卧泥水中，此乃真热假寒、真寒假热之象。

二十五、景岳十问歌

一问寒热二问汗，三问头身四问便，五问饮食六问胸，七聋八渴须当辨，九因脉色定阴阳，十从气味章神见。

古人以望闻问居切之前，诚以脉难尽凭，或脉与症合，或脉与症不合，或舍脉从症，或舍症从脉，皆自望闻问得之，若一切而即能定其表里寒热，阴阳虚实，吾未之信也。

二十六、统治伤寒温热瘟疫歌诀十首

不可泥古

古今治法本无常，人禀天时仔细量，若使长沙今日在，也应增减变前方。

《伤寒辨证》云：《内经》言伤寒为热，而不言其寒，即有感冒一清热而痊可，仲景时世不古，若人非昔比，有郁热而兼有虚寒，所乘一百一十三方，用桂、附、人参者八十有奇，是仲景亦不泥《内经》之法也，若置仲景于数千年后，又岂能拘彼之成法乎？且《金鉴》云：仲景之方，若用之得当，如上将握重兵，一战成功，若用之不当，则败不可为，故识见稍不如仲景，必不敢妄用，兼之后世人禀逾薄弱，是以麻黄汤，后人改用加味香苏散；葛根汤，后人改用升麻葛根汤，或柴葛解肌汤；麻黄附子细辛汤，后人改用五积散、大温中饮；四逆汤，后人改用附子理阴煎、六味回阳饮；按：理阴煎、回阳饮皆有熟地，是于救阳之中，兼防水涸，治法逾精巧矣。白通加人尿猪胆汁汤，后人改用镇阴煎；伤寒气虚者加人参，后人更用补中益气汤加汗药，或用再造散；血虚者加芍药，后人更用四物汤加汗药，或金水六君煎加汗药；大陷胸汤，景岳用百顺丸即二圣救苦丹代之；诸泻心汤，陶氏用小柴胡加枳实、桔梗代之；抵当汤，后人用代抵当丸代抵当丸：大黄、生地、归尾、桃仁、穿山甲、玄明粉、桂心。凡若此类，皆因时制宜变通尽善，乃为善学仲景，若固执不通，以为不落时脉，是谓眼高手硬。

不可悖古

四时瘟疫古今传，又可无端悖昔贤，厉气一言无着落，顿成千古大疑团。

记曰：寒暑不时则疾，风雨不节则饥，此即疵疠之谓也瘟疫名色亦本此，晋太医令王叔和编辑仲景《伤寒论》，谓除冬月正伤寒外，凡非其时而有其气如春凉夏冷秋热冬温之类，皆为瘟疫，原非杜撰，至谓温热为过时而发之伤寒过时而发，即经所谓伏气也，随感即发，即经所谓时气也，亦本《内经》冬伤于寒，春必病温之说，原自信而有征，但治例将温热瘟疫统于伤寒，实非仲景全书，乃叔和之误耳或曰仲景全书到叔和时已半没于兵燹，故温热瘟疫之治法不传。迨金元以后诸公，始将温热瘟疫另立治法《伤寒辨证》云：金元以前，无人辨论温热瘟疫，一遇温热瘟疫，概用正伤寒法治之，蒙昧千古，贻害无穷，至金刘完素著《伤寒直格》，始发温热瘟疫论；元末王安道著《溯洄集伤寒立法考》，又赐言之；明陶节庵著《伤寒六书》，再加阐发，而温热瘟疫之旨始明，庶乎全备。明吴又可谓只有瘟疫，并无温热，又以瘟疫为非寒非风，非暑非湿，非火非燥，乃天地间别有一种厉气既谓之气，自不外风寒暑湿之六气，若谓厉气为厉鬼又岂医药所能治乎，从口鼻而入从口鼻而入是病气秽气，非厉气，前于《瘟疫论》中已辨明白，是并瘟疫、温热之本病一齐抹杀，合令人无可琢磨。

本朝杨栗山又从而附会之栗山小易其说，谓厉气为杂气，更无着落矣，不几使学者尽入魔障耶？

按：吴又可所论热邪自里达表确系温热症，不可另生枝节。盖人身之阳气本少火所生，无一刻不流行，为寒邪遏郁则激成壮火，是为邪热伤寒瘟疫邪始于表，阳气尚有余地，其郁热也浅而缓；温热病系寒邪久陷，多在半表半里，阳气退缩，几无余地，其郁热也深而急，古人谓之寒气潜伏，吴又可谓之厉气潜伏吴集谓人之一身，不能容邪，焉有寒伏不知之理？于厉气又云，始焉不觉，久而后发，是与身不容邪之说自相悖谬，总之在半表半里，皆邪之遏郁阳气已甚者也。识得部位，知其病情，治以凉泻，则寒伏厉伏，不必纷纷聚讼矣，至于清解从表散，攻下从里散，不过因势利导，使邪不得遏郁阳气，而为壮火耳。吴又可适伏膜原、适离膜原之说，只因不达阳郁自病之理，是以惊诧如是查吴集原序所载病症，系崇祯辛巳壬午年间事，正是兵戈水旱之世，动而不休，阴亏阳亢，为外寒遏郁，其祸愈烈之验，非邪有不同，独结巢穴也。至其辟麻桂为必不可用，固与前辈诸贤，同一手法，惟是疑邪有巢穴，专守下法，不能无误耳。

本朝孔毓礼会辩驳之，谓导守下法，则一童子能胜其任矣，自是确论。

又按： 吴又可达原饮，除草果、槟榔、厚朴之外，其余知母、黄芩、白芍、甘草、羌活、柴胡、葛根，全是古人柴葛解肌汤治温热之意与瘟疫无涉。昔孔疏礼曰：达原饮用厚朴、槟榔、草果意在破气逐邪，然必上膈痞满者方宜，若上膈空旷者，未可漫施也，然则温热之有痞滞者，用柴葛解肌加槟榔、草果、厚朴可，用达原饮亦可；温热之无痞滞者，用达原饮去槟榔、草果、厚朴可，用柴葛解肌汤亦可。学者看，得是一是二，自不至异说纷腾，以后无非白虎、承气、凉膈、大柴胡之类，正陈素中所谓伤寒、瘟疫、温热，后一节治法亦无甚大异之意，何必故为翻案文字耶？

不可妄汗

麻黄峻利发如飙音标，营卫通行血液潮，邪浅汗深疏泄过，割鸡柱自用牛刀。

仲景麻黄汤，为冬月感严寒，人禀强壮，腠理密实者设，《心悟》谓宜于西北，不宜于东南，数十年来，未曾用至数两，自是确论，时下虽有体实感寒之人，用辛、芷、羌、藁等，无有不汗，何必麻黄？若果阴寒太甚，不得已而用之，如景岳大温中饮，与参芪归熟同用亦可。若体虚感轻，只照寻常感冒治之，妄用麻黄，每至亡阳，或瘟疫、温热，内多火症，妄用麻黄，则津液愈枯，内火愈炽，往往大便难而谵语，变成坏症，即仲景治正伤寒麻黄条下，所载禁忌甚多，如淋家不可发汗，疮家不可发汗，诸有动气者不可发汗，脉弱者不可发汗，诸亡血者不可发汗，新产久病者不可发汗，谆谆嘱咐可不慎耶！

不可妄下

摧坚破结大黄功，犬将威风霹雳雄，若是贼邪犹未聚，不应一炮扫尘空。

按： 阳明胃腑者土也，万物之所归也，三阳为表，三阴为里，阳明胃腑为里中之里，三阳三阴之邪，皆可环入胃腑，烧枯糟粕结成燥粪，热极难堪，非大黄、芒硝，不能推荡有形之物。古人用攻下药，必以腹满便闭，绕脐硬痛，或少腹痛手不可按为的，若邪在表而攻里，则变症百出如结胸、痞气、漏底之类，即邪已入里，尚涣散未结燥粪者，古人只有清法，如邪入阳明胃腑，谵语、潮热、发渴、自汗、大便未结实，只用白虎汤清之。又如阳邪入里，始而手足渴，渐渐手足厥冷，此为阳郁不达于四肢，所谓热深厥亦深也，其人必神昏，仲景只用四逆散，枳实、柴胡、黄芩、甘草，或加芍药以清之，刘河间谓此症脉必细滞欲绝不可下，下之必残阴暴绝，宜凉膈散按：凉膈散中有硝、黄，亦是少与微和之意，不可谓之攻下合黄连解毒汤若无下症，即用黄连解毒汤加柴胡、石膏、丹皮则四逆散白虎汤，皆在里面，似尤简便以养阴退阳，盖此症是热邪游行少阴经已内陷于胃腑，但犹未结实耳。又如热邪传入心包络，其人必神昏不语而睡，形貌如醉，或睡中独语一二句，与之以食则咽，不与则不思《心悟》曰：与食则咽，邪不在胃也，不与则不思，神昏故也，又按：邪不在胃即胃无燥粪也，古人只用导赤散，合黄连解毒汤以清之，正以心与小肠相表里，必导之使热从小便出也。又如传经太阴症、腹满痛、嗌干、脉沉实，宜大柴胡，若自下利者，大柴胡去大黄，加黄连以清之，凡若此类，使概以承气汤下，其夭枉可胜言哉。

滋阴发汗

枯瘦羸尪实可忧，自然血脉不周流，若非熟地当归润，槁竹从何压出油。

温中发汗

脉微无热冷飕飕，两感阴寒最可忧，釜底添薪真妙诀，枯笼蒸润水旁流。

书曰：无阳不作汗，譬如釜底无薪，枯笼无由蒸润，焉得水气旁流？又曰：无阴不作汗，譬如干锅赤裂，润从何来，观此则参、芪、桂、附、归、地、芩、连之可以发汗，其义可思矣。又有服承气白虎，及饮冷水而汗出者，亦以燥热除而津液流通也；其挟痰气饮食者，亦须内壅除而后气血流通，邪随汗解也；外如有火而用温散，适见焦枯，多寒而用清凉顿成水伏，学者当以隅反又古书于战汗症云，是正气不足，其实非阳虚难以外达，即阴涸不遽流通耳，备录存参。

补正逐邪

正虚邪凑病之常，几个能夸气血强，攻补并行留古法，譬如除盗又安良。

古人于邪盛正衰者，往往以参、芪、归、熟辅之，如黄龙汤、玉烛散，是于下药中兼补也；人参败毒散、参苏饮等，是于汗药中兼补也。

又如人头发颐等症，古人谓风寒郁火，凝聚于三阳经，使经络不通，故激而成赤肿，宜升发兼清凉以治之，升发如羌、防、柴、葛、荆芥、升麻、僵蚕、蝉蜕之类；清凉如芩、连、栀、翘、石膏、牛膝之类，量其轻重而加减之；便闭者加大黄以利之；项肿甚者，先用橘红淡盐汤探吐其痰涎，而后服药，未有不愈。然此皆元气不甚亏者也，有一等火不甚盛，六脉微弱，或肿而不红赤，虽用三阳解表及清里之药，而元气虚弱，不能送毒出外，必依古法加人参以内托之，贫乏不能服参者，或洋参或党参，再加生西芪，而以防风鼓荡之亦可，此即古人消风败毒散、普济消毒饮，内必用人参之意也。道光二十五年，此症最多，服参芪而愈者，常十之三四，因并志之，以示勿忘。

僵蚕蝉蜕解

轻清解散此为良，不与辛温一例尝，此是伤风兼有火，桂、麻原自不相当。

景岳曰：风气兼温，虽烈未必伤人，惟带寒，感则伤人耳，故凡伤风者亦必兼寒，而中风之症，即列于伤寒门中，有汗无汗，伤荣伤卫，不过略分浅深虚实耳，伤荣则血涩，故无汗，宜麻黄开通经络之重剂；伤卫则气涣，故有汗，宜桂枝疏邪实表之轻剂，此麻黄与桂枝分别处，总之皆因寒而用辛温者也。若春夏瘟疫，亦是偶感风寒，而其时木旺火相，内之风火，因外寒闭塞而易炽，故用僵蚕、蝉蜕辛咸甘寒之品，并外风内热而两解之，此古人消风败毒散及太极丸，必用僵蚕、蝉蜕之意也。再查《纲目》，谓蚕因病风而僵，故用以治风病，此论最明晰，杨栗山著《寒温条辨》一书，立方皆主僵蚕、蝉蜕明是治。瘟疫之有风热者，乃论症主吴又可之说，谓非寒非风，非暑非湿，非火非燥，乃天地间别有一种杂气，如山岚瘴气之类，夫山岚瘴气，岂僵蚕、蝉蜕之所能治耶？噫！主方是而立论非，未免多歧亡羊，故急正之。

从治法

阴阳格拒势难通，直捣如何得见功，苦肉诈降终取胜，曹兵百万一时空。

如寒病用热药，热病用凉药，必格拒不入而吐，惟热药冷饮，作假寒以骗之，凉药加姜汁热饮，作假热以骗之，自然不吐，俟其下咽，自成擒矣。

圆机活法

规矩由来大概陈，惟因熟极巧方生，若还一一拘成说，胶柱如何鼓得琴？

古人云：书不尽言，言不尽意，其能言者规矩也，其不能言者巧也，如伤寒瘟疫温热，劈分三门，是为规矩，然《医学心悟》载伤寒八字纲领，无过表里寒热，阴阳虚实，学者将八字形症，烂熟胸中，则因症制宜，在伤寒瘟疫温热，亦自可以相通，此又规矩中之巧也，所以此三项，分之当使明晰，合之又要圆通。

又按：《锦囊·论汗法》曰：天遇寒胜之时，人遇阴胜之脏，阳气不充，则表不能解，虽身有大热，必用辛温，若炎热炽盛，表里枯涸，阴气不营，亦不能汗，宜用辛凉，若病在阴阳之间，既不可温，又不可凉，但宜平用，期于解表而已，观此则伤寒、温热、瘟疫之相通可识矣。

又按：《景岳》谓人在天地气交之中，随天地之气而化，故用药之寒热温凉，必须相时，又贵参以脉症，方不拘执，与《锦囊》之旨相合。

又按：霜降以后，春分以前，为正伤寒，亦是大概言之，其实瘟疫兼四时言，温病自立春后即有，不得谓春分以前，尽是正伤寒，总须察脉问症，再观天气寒暖，庶不拘泥。

二十七、附方

古方过峻及寻常习用者未全录，临症斟酌可也。

加味香苏散

苏叶　香附　广皮　蔓荆子　荆芥　秦艽　川芎　防风　炙草　生姜引

歌曰：加味香苏甘草陈，荆防秦蔓与川芎。

此治太阳伤寒，用代麻黄汤，瘟疫症亦可加减通用。体厚汗不出者，加羌活、白芷；有食积者，加麦芽、神曲；有火者，加黄芩、栀子；兼四肢逆冷，口鼻气冷者，加姜桂；小便不通者，为太阳经移热于本腑膀胱，加猪苓、泽泻；停饮者，加半夏、茯苓；鼻衄吐血者，加生地、赤芍、丹参、丹皮；喘嗽加桔梗、前胡；咽痛加牛蒡子、桔梗，恶风自汗者加桂枝、白芍；若在春夏之交，恐夹温暑，不便用桂，加白术。

按：恶风自汗，是从太阳伤风得来，若在阳明，则有葛根加桂枝之例，若在少阳，则有小柴胡加桂枝之例，详载《心悟》。

又按：太阳中风自汗，本是体虚感轻，故陶节庵于桂枝汤内，加白术为君，川芎、羌活、防风为佐，再加饴糖，名疏邪表实汤按：羌防与参芪术同用，即是疏邪兼以实表，学者师其意而可矣，不必拘泥桂枝汤一方也，目下有桂枝症，用桂枝汤百无一效，乃时势为之，是知王陶张之变古，固不得不然耳，海藏元王好古，字进之，号海藏，古赵人，系东垣高第尝为医学教授，著有《医家大法》《阴症发明》《医垒元戎》《钱氏补遗》等书用防风、白术、甘草，名白术汤，用代桂枝汤；洁古金张元素，字洁古，易州人，举进士不第，去而学医，为东垣师，著有《珍珠囊》《医学启源》等书用黄芪、白术、防风，名黄芪汤，用代桂枝汤，皆为稳妥。其阳明少阳中风自汗，亦当以此例推之，而以葛根、柴胡作引经药可也。

又按：仲景于春夏用桂枝汤加黄芩，名阳旦汤；或其人素有热，而症当用桂枝者，亦用阳旦汤；值时令寒冷，用桂枝汤加干姜名阴旦汤；或其人素有寒，而症当用桂枝者，亦用阴旦汤。又有炙甘草汤，生姜、大枣、桂枝、阿胶、麦冬、生地、人参、麻仁等，治伤寒脉结代而精血不足者，此仲景预救津液，免令胃枯成燥粪症之意。

按：桂枝同生地、麦冬用则不热，同麻仁、阿胶用则辛能润，故嘉言谓此为伤寒门中圣方，录此以开后学之悟。

葛根汤

葛根　升麻　秦艽　荆芥　白芍　苏叶　白芷　甘草　生姜

歌曰：葛升秦芍荆苏芷，甘草生姜号葛根。

此治阳明经伤寒之剂，随症加减。无汗而口渴者加知母；有汗而口不渴者，为阳明经中风，去苏叶加桂枝；若自汗而口渴者，为阳明连本腑，加石膏。

小柴胡汤

柴胡　黄芩　人参　甘草　半夏　大枣　生姜

歌曰：小柴胡汤和解供，半夏人参甘草从，黄芩加入生姜枣，少阳百病此为宗。

此半表半里和解之剂，宜随症加减。

败毒散

茯苓　甘草　枳壳　桔梗　前胡　柴胡　羌活　独活　川芎　苏荷　生姜

歌曰：败毒散中茯苓草，枳桔前柴羌独芎，薄荷少许姜三片，时行感冒见奇功。

此辛平外散之剂，三阳皆可通用，解见《伤寒辨证》。

按：仲景三阳经治例，药分峻缓，性别温凉，不可移易，昔人谓专兵直走一路，发无不中，手眼绝高。后世手眼不如仲景，每效弋人罗网四张，亦能有获，此方通治三阳，格虽卑而用则巧矣，故喻嘉言谓风、寒、湿三气门中，当推此方为第一云。气虚者加人参；血虚者加当归；有火者加黄芩、栀子；脏平无火者重用生姜；体厚汗不出者羌活可用至二三钱；伤风自汗者，去羌活加参、芪、防风、桂枝、白芍；如时行瘟疫，头面浮肿，及汗出而头痛发热仍不解者，加僵蚕、蝉蜕；大便闭结者加大黄。

按：瘟疫多是风热在表，故古方多用僵蚕、蝉蜕，以其轻浮而得清化之气，善走卫分也。

疏邪实表汤

人参　茯苓　炙草　熟地　当归　川芎　炒芍　西芪_{生用}　防风　桂枝　生姜　大枣

歌曰：疏邪实表即八珍，去术加芪防桂增，有火麦芩皆可入，感深羌芷用皆灵。

此合东垣补气发汗，丹溪滋阴发汗，仲景和荣卫以散外邪之意，共成一方。凡气血两虚，有所感冒而全不任发散，或脉症介乎内伤外感之间者，俱可用。

九味羌活汤

羌活　防风　细辛　苍术　白芷　川芎　黄芩　生地　甘草

歌曰：九味羌活用防风，苍术川芎白芷同，生地黄芩兼粉草，细辛加入见奇功。

此发表清里之剂。

柴葛解肌汤

柴胡　葛根　细辛　白芍　甘草　黄芩　知母　贝母　丹皮　生地

歌曰：柴芩葛芍甘知贝，生地丹皮善解肌。

此治温热病为清热解肌之剂。心烦加竹叶，谵语加石膏，舌强属心火炽盛加黄连、朱砂，胸满加枳壳、桔梗。

按：温热症，由寒毒久伏，酝酿成熟，多在肌肉半表半里之际，故古方多用柴胡石膏。又冬温症，《心悟》亦用此方。

一柴胡汤

柴胡　黄芩　白芍　生地　陈皮　甘草

歌曰：一柴生地芍黄芩，甘草陈皮任意寻。

此清中散寒之剂，凡外有邪而内兼火者宜之。

理中汤

人参　白术　干姜　甘草

歌曰：理中汤主理中乡，甘草人参术黑姜。

加附子名附子理中汤，治三阴伤寒，腹痛呕利等症。

理阴煎

熟地　当归　炙草　干姜　肉桂

歌曰：理阴煎用熟地归，炙草干姜肉桂随。

此温中散寒之剂，加附子名附子理阴煎，去肉桂加人参、附子，即六味回阳饮。景岳曰：凡风寒外感，发热身痛，内无火症，脉息无力者，酌用此方，或加柴胡，或加细辛，或加麻黄，使阳根于阴，汗化于液，则邪无不散，真神剂也。又曰：此为理中汤之变方，凡阴寒极盛，宜刚燥者用理中汤，宜滋润者用理阴煎，大有云腾致雨之妙，虽仲景犹未之及也。宜刚燥者，谓胃有停饮，或呕吐，不便用地黄之类，若无停饮呕吐，则宜兼滋润。

镇阴煎

熟地　牛膝　肉桂　附片　泽泻　炙草

歌曰：熟地牛膝桂附甘，泽泻加入镇阴煎。

治格阳症，发热面赤，或喉痛，其脉浮大沉小，寸大尺小，其症朝轻暮重，用代白通加猪胆汁汤，或兼外感头痛，加细辛、羌活，水煎冷饮。服药后，须用椒盐炒热，布包熨丹田，接引桂附之力，尤易取效。

达原饮

槟榔　厚朴　草果　知母　芍药　黄芩　甘草

歌曰：达原槟朴草果交，知芩芍药甘草饶，邪越三阳羌柴葛，加入大黄名三消。

邪越少阳加柴胡，邪越阳明加葛根，邪越太阳加羌活，三阳各有表症，解见前篇，但伤寒为邪气在表，温热症则内邪之外越者耳"越"字宜体认。

按：此方所治，是温热症，兼有饮食生冷积滞者，惟其有寒热交错之症，是以有寒热互用之药，积滞甚者，可加枳壳、麦芽、神曲等，若上膈空旷或燥热，则此方未可漫施也。

柴芩白虎汤

石膏　知母　甘草　粳米　柴胡　黄芩

歌曰：白虎汤用石膏煨，知母甘草粳米陪，加入柴芩兼散表，阳明火盛服之宜。

此解表清胃腑之剂。

按：仲景治胃腑涣散热邪，用白虎汤，景岳、陈氏多用柴芩白虎汤，亦是防外邪未尽意，与用大柴胡代承气汤意同。

黄连解毒汤

黄连　黄芩　黄柏　栀子

歌曰：黄连解毒汤四味，黄柏黄芩栀子备。

此清里之剂。《集解》云：黄芩泻上焦之火，黄连泻中焦之火，黄柏泻下焦之火，栀子通泻三焦之火，非实热极盛，不可轻投。查《心悟》于三阴经热症在太阴腹满嗌同咽干，挟热下利者，大柴胡去大黄加黄连以清之。少阴热症，燥渴咽痛目不明，大便未结实者，用解毒汤清之。大约厥阴热症，消渴厥逆、舌卷囊缩、大便未结实者，亦是用此汤清之，须酌量轻重加减。又《心悟·经腑论》条下云：余遇阳邪入阴，尚未结实之症，仿古人三黄解毒之意，而加石膏、柴胡、丹皮等，往往获效。盖以三黄除三阴之热邪，用石膏守阳明之中路，加柴胡者，亦望其返故道而向阳还汗也，此与清胃腑用柴芩白虎汤，攻胃腑用大柴胡汤，皆是参以活法，使面面皆到意当与败毒散为三阳活法参看，方能生悟。

导赤散

生地　木通　甘草梢　竹叶

歌曰：导赤生地与木通，草梢竹叶四般供。

论此通小便以清心热之剂。

大柴胡汤

柴胡　大黄　枳实　黄芩　半夏　白芍　枣子　生姜

歌曰：大柴胡汤用大黄，枳实芩夏白芍将，煎加姜枣表兼里，妙法内攻并外攘。

此解表攻里之剂，燥结甚者加芒硝。

按：古人用内攻之剂，多兼外攘之法，诚恐表邪未尽，乘虚下陷，故凡用下药，当酌用柴胡等表药为妥，即表邪已尽，亦是火郁发之之意，不为诛伐无过也。又查仲景三承气汤条下，禁忌甚多，有未经汗下为热盛致燥，宜攻下者；有已经汗下为夺血致燥，宜滋润者，稍误即败，后世于宜攻症，多用大柴胡以代三承气汤，或加火麻仁、生蜂蜜、亦是仿仲景麻仁丸，兼润兼攻之意。附录麻仁丸：麻仁、芍药、枳实、大黄、厚朴、杏仁凡服大黄后，用麦麸或糠加盐炒热，布包熨腹尤易通利。

防风通圣散一名变解散

大黄　芒硝　防风　荆芥　麻黄　黑栀子　白芍　连翘　甘草　桔梗　川芎　当归　石膏　滑石　苏荷　黄芩　白术

歌曰：防风通圣大黄硝，荆芥麻黄栀芍翘，甘桔芎归膏滑石，薄荷芩术力偏饶。

此为表里双解之重剂，大柴胡为表里双解之轻剂，须用之得宜。

又按：刘河间制双解散，昔人谓其见高出千古，正谓春温夏热之际，两感阳症尤多，三阳三阴，一齐受病，在三阳为寒，在三阴已成热症，仲景谓之不治，此独双解之故妙又按：此方过峻须酌量加减，或以败毒散加黄芩、大黄、芒硝等代之亦可。

三黄石膏汤

石膏　黄芩　黄柏　黄连　栀子　淡豉　麻黄_{酌用羌活代之}

歌曰：三黄石膏芩柏连，栀子麻黄淡豉全。

按：《陈氏伤寒》三黄石膏汤注，谓两感症，表里俱实，降之则郁，扬之则越，内外分消，此兵之分击者也，何等精警。

普济消毒饮

黄芩　黄连　甘草　玄参　蓝根_{如无即以青黛代之}　升麻　柴胡　连翘　陈皮　马勃_{不用亦可}　桔梗　僵蚕　苏荷　牛蒡子

歌曰：普济消毒芩连鼠，玄参甘桔蓝根侣，升柴马勃连翘陈，僵蚕薄荷为末咀。

此治大头天行，便实加大黄，气虚加人参。

又按：《锦囊》谓大头伤寒，有额面红肿，单属阳明者，宜葛根汤，加芩、连、牛蒡子、石膏、连翘之类；有耳之上下及头角红肿者，单属少阳，宜小柴胡加羌活、花粉、连翘、荆芥、芩、连主之；发于头上，并脑系、项下及目系赤肿者，单属太阳，荆芥败毒散加减主之；三阳受邪，并于头面耳鼻者，普济消毒饮主之，外敷清凉救苦散。

治疫清凉散

秦艽　赤芍　知母　贝母　连翘　荷叶　丹参　柴胡　人中黄_{如无即以人粪煅过代之，或重用五谷虫亦可}

歌曰：治疫清凉人中黄，秦艽赤芍贝知当，连翘荷叶丹柴辈，解秽清中妙法彰。

此方治传染症，兼有实热宜清者。

按：病气传染，多由臭秽之气，从口鼻入，故必用人中黄等，以秽攻秽方妙。

伤寒胸满，加麦芽、山杏、萝葡子[1]、广皮；胁下痞，加枳壳、鳖甲；昏愦谵语，加黄连，渴甚消水，加天花粉、石膏；便闭腹痛，加大黄；气虚加人参；津液枯竭，加生地、麦冬。

按：此方加青蒿尤妙，青蒿芳香，能解上焦之秽。

---

[1] "萝葡子"应为萝卜子，即莱菔子，后同。

神术散
苍术　厚朴　广皮　炙草　藿香　菖蒲
歌曰：神术即是平胃散，加入菖蒲与藿香。
此解秽之剂，治传染症，随症加减。

玉女煎
生石膏　大熟地　麦冬　知母　牛膝
歌曰：玉女煎用熟地麦，石膏知母并牛膝，补水泻火两相需，阳明有余肾不足。
治阳明胃邪热有余，少阴肾水不足之症，如口燥渴，或鼻衄，或吐血，或牙痛之类，便溏者禁用，气虚加人参，有风者加荆芥。

玉烛散
熟地　当归　川芎　白芍　芒硝　大黄　甘草
歌曰：玉烛散即四物汤，内添甘草并硝黄。

黄龙汤
芒硝　大黄　枳实　厚朴　人参　熟地
歌曰：硝黄枳朴人参地，黄龙妙剂补兼攻。

以上二方，皆攻补并行，以治热邪传里，而血虚便秘，腹胀坚实作痛，邪不能解之症，或酌加柴胡、枳壳更妥。

或有虚损之甚，不堪下者，宜用蜜导法为妙。其法用蜜熬老，取细柳条，约四寸许，乘热粘作蜡烛样，头微尖，掺皂角末于上，乘热纳入谷道，用于按住，欲大便时去之。

按：此法无论虚实寒热皆可用。按：蜜导法取效甚速，然有燥粪，离肛门尚远者必须久导方效，又已下而复结者，亦可用此法。

又按：《外台秘要》云，削生姜如小指大，长二寸，盐涂之纳下部中，立通此方单治阴结。

二圣救苦丹
大黄 四两，酒炒，晒干为末　　牙皂 一两半，火炮，去皮弦，为末歌曰：此发表清里之剂，开水冲服，或用绿豆汤下，或蜜水调服亦可。按：此丸，浑吞则迟于运化，细嚼则气味辛恶，难以下咽惟用开水少许研烂，再加开水调，如稀糊速咽，则功尤快，如服时即吐，须用姜汁反佐以取之。

按：牙皂不可太多，每大黄一两，酌用牙皂二钱足矣。

太极丸

治大头病，项肿蛤蟆病。亦治瓜瓤瘟，谓头痛憎寒壮热，胸前红肿，或咳嗽，或吐血，如苋菜汁，见《寒温条辨》。

僵蚕 二两，酒炒　蝉蜕 六钱半　姜黄 二钱半　大黄 四钱，酒炒

此外驱风热，内清邪火之剂，为内府仙方。共为末，姜汁糊为丸，重一钱一枚，大人服一丸，小儿服半丸，蜜水调服，立愈，或用散亦可。又按：此方必须兼用羌、防、柴、葛等方效。

《医贯》地黄汤

仲景谓阳症阴脉者，不治此即阳症阴脉治法，本赵养葵方。

熟地　枣皮　山药　茯苓　丹皮　泽泻　柴胡

此滋水救火之法。

按：温热病，及伤寒、瘟疫于热邪入里耗消肾水时，多用此法，但宜去枣皮，加当归、白芍为稳妥，诚恐枣皮用早，外邪不散也。又按：此方惟阴虚枯燥无下症者可用，若阴虚便秘，胀满甚者，须用玉烛散、黄龙汤加减。又按：前方或加麦冬玄参，或加石膏知母，或加芩连是为清补并行之法，用之合宜见效尤速。

金水六君煎

熟地　广皮　当归　茯苓　炙草　法半夏

歌曰：金水六君只六味，二陈加入归熟是。

凡伤寒、瘟疫、温热，阳症入里，或清或攻后，火势已退，不必更用苦寒重剂，正宜滋水润燥，兼理其脾，惟此方最宜，如尚有微火者，可加玉竹、天花粉、麦冬之类，有外感未尽者，可加柴胡、荆芥之类。

清凉救苦散

敷大头、项肿、发颐等。

芙蓉叶　桑叶　白及　大黄　白蔹　赤小豆　车前子　黄柏　白芷　雄黄　芒硝　黄连

各等分为末，用蜜水频频调敷，或用二圣救苦丹，火酒调敷亦妙。

吐法

僵蚕_{酒炒}

右为末，用姜汁少许，开水调灌一钱，随用细软鹅翎探吐之。

凡瘟疫初起，胸膈满闷，心烦喜呕，欲吐不吐，多是风热痰涎聚于上焦，宜用吐法，但古人谓瓜蒂散失传已久，随药皆可取吐，似此方尤为简便。

《外台秘要》，用盐末，调开水，凉水各一半，服之须臾即吐，不吐再服，宜用鹅翎探吐之。

直中阴寒，腹痛囊缩，用盐填脐中，上盖姜一片，用雄黄艾缓缓灸之，以腹内温暖为度最妙。

凡伤寒、温热、瘟疫，热邪入里，欲饮冷水者不可不饮，不可多饮，多饮恐成水结胸，惟频频少饮为宜，说见《景岳》。

探治法，凡脉症介乎寒热疑似，欲用大热大寒之剂须浓煎少饮，俟一二时如觉相宜，方可大进，如病转剧速即打掉。此古人所谓探治法，如用兵有探子也，在伤寒痢症尤须用此法。

医学考辨

卷二

痢疾门

方亭罗绍芳林一氏纂辑
仲男 文溥渊亭氏编次
门下生方问经史臣校字

一、总论

痢疾有寒有热,查河间、丹溪、聂可久等,专主湿热,治用寒凉。《局方》、复庵及景岳诸书,矫枉过正,又多专主温补,二者皆属偏袒,古方原有寒热两门,阅历之久,见痢疾发于夏秋之交,大约热痢常十之七八,寒痢常十之二三,投剂一差,祸如反掌查丹溪晚年亦有热二寒一之说,兹仍分为两门,将热痢之多者列于前,寒痢之少者列于后,再加以问症审脉辨色之法,庶不至胶柱鼓瑟耳。

二、痢疾以宣通阳气为主

按:宣通二字是治痢真诀,但宣通之法不一,湿热滞者,宜用辛苦;寒湿滞者,宜用辛温;食积气滞者,宜兼消导;血枯气滞者,宜兼滋润。治得其法,自无抑郁之患。

《医门普渡》曰:阳气者,内则运化饮食,外则分温四体,揆度如当百病不生。痢疾者,阳气抑郁于脾胃之间而为病者也,然当阳气得位之时,阻抑无所施其技,迨夫暑退凉生,阳气敛降,而抑郁之患见矣是以痢疾多在夏秋之交,因是而里急后重,下痢赤白,腹痛食减,水道不通,治痢之用表药者,外兼风寒,阳气不得舒越,发之散之,风寒去而阳气始得舒越也;用攻药者,内伤积滞,阳气不得宣通,刮之逐之刮之逐之,四字内兼清热利湿消积,积滞去而阳气始得宣通也;用温补者,脏腑虚寒,阴邪凝结,阳气无权,不能舒越宣通,温之热之,补之升之,所以助其舒越宣通之用也。自古言痢诸家,从未有重及阳气者,然观大苦大寒之味此句最宜着眼留心,尚必佐以辛热原病式曰:凡治热痢,必用寒以胜热,苦以燥湿,少加辛热以为发散开通之用,自无不愈。奈何今人治痢,一见后重,辄行攻克,一见下血,惟事清凉,不知攻克过度,阳气受伤,因而下陷而后重益甚;清凉过度,阳气虚冷,血不归经,而便红愈多;甚至绝谷不食,通身逆冷以死者,阳气斯灭之明验也。予尝治痢,投药之后,脉有疏畅条达之意,曰:即愈之兆也,百不失一,盖抑郁开而阳气通行故也。

按:痢疾以湿字为病源,以滞字为病象,以从火化从水化为传变,总以阳气抑郁不舒为主脑,则病症治法了然矣。

三、热痢

凡热痢，由夏秋之交，热蒸湿滞湿滞二字兼生冷伤在内，景岳云：凡胃强阳盛之人过伤生冷得湿成热者有之，然热症必积久而成，与素禀阳虚、偶伤生冷随即发为阴痢者不同，必须细问，瘀积在中，气失升降之常，瘀积欲出而不得出，故里急后重，须清热利湿，消积去瘀，调和气血，升降阴阳，则气宣通而痢自止矣，宜用《心悟》治痢散加减治之。

四、热痢初起认法

查痢疾与泄泻不同，泄泻或水谷，或稀粪，溏泄甚速，惟里急后重，脓血胶黏，方是痢疾；泄泻随饮食偶伤即发，痢疾出湿热积久而成；泄泻多宜温燥，分利小水，痢症多宜清凉，调和气血；泄泻多不痛，泻时并不气滞，欲泻则泻，惟痢疾，古称滞下，未泻时，先觉腹胀气滞，忽时腹痛一阵，欲泻又不能遽泻，时作时止，此滞下之明验也。又云：脓血胶黏，方是痢疾，然初起亦多有先见稀粪者，但其里急后重，腹痛时作时止，初起即与泄泻不同，必不可误作泄泻治。

又按：泄泻，有寒热，然始终皆是或水或粪；痢症亦有寒热，或初起即系肠垢，或初起系稀粪，稍久即见肠垢，此痢症所以重于泄泻也。

又诸书以口渴不渴辨寒热，其实痢疾湿热在下，上焦多无口渴之症；但以辨色为主，丹溪谓赤者湿热伤小肠血分，白者湿热伤大肠气分《景岳》曰：丹溪以赤白分小肠大肠气血之说，皆非也，但白者其来浅，乃浮薄之脂膏，赤者其来深，乃近里之血液也，气血俱伤，故红白并见《三字经》云：湿热伤，赤白痢，热胜湿，赤痢溃，湿胜热，白痢坠。是知红白并见者，热稍轻，鲜血纯红者，热极重，纯白者多寒赤为近理；或脓血稠黏，或鲜血纯红，或黑而浓臭浓字兼浊字言，与清淡相反，浓浊者，毒气熏蒸，有胶黏镕结之象，二字分阴阳寒热最确，是为热极；或下如豆汁，亦为热症；或初起泻稀粪，带焦黄色，或如清油泡，或如鼻涕，内夹焦黄粪，或带青黄泡如清油，但里急后重，腹胀腹痛，即是热症，其脉浮沉大小，强弱不一。按：热痢虽脉有强弱大小不一，然亦不似冷痢脉，若浮疾短小，甚至七八至，及沉迟濡细滑散，则真阴症矣，必须参脉参症辨痢色方确。总宜问症察色，量人强弱，酌用治痢散加减治之，总之痢症阳症多，而阴症少也热痢腹痛，时作时止，阴痢腹痛，绵绵不休，二症须对看自明。

五、治痢散

苍术　葛根　广皮　赤芍 未见血者用白芍,女人有孕,凡见血者用白芍加红曲代之　麦芽 女人有孕用枳壳代之　南楂　陈茶叶　黄芩　当归　南木香　生甘草

水煎服，服药吐者加姜汁数滴。

上方以苍术、葛根为君，所以鼓舞胃气上行也，陈茶叶、黄芩为臣，清湿热也，麦芽、南楂为佐，消宿食也《锦囊》谓饮食初停，恶心膨胀，尚未入下膈者，只宜消导，不可攻下，或饮食初停在上膈，最甚者可探吐之，则痢自止。盖食停则阳气不得上升，故须吐之，探吐法用橘红淡盐汤服之，随用鹅翎探吐，赤芍、陈皮、木香、当归为使，所谓行血则便脓自愈，调气则后重自除也。

按：痢疾湿为本而热为标，故清热不宜太过，若果体强阳胜，或脉洪实有力，当于本方加黄连酒炒、苦参酒炒各一钱；或滞塞之甚，兼有食积，胸腹胀痛，不可手按者，用酒炒大黄，另熬，冲前药服一次，或另用百顺丸一钱，与前药兼服，以快利为度；有外感头痛身痛，加羌活、白芷；鲜血纯红者，加笔筒草根 即土木贼，能去血中郁火。

又按：此方加细辛三分使郁滞之湿热从辛散亦妙，此经所谓趁其初起，迎而夺之，不可姑息养奸也。若体弱，或脉非洪实有力，或初起尚未见脓血胶黏，但见稀粪黄臭，尚无真正实热脉症可据者 脉弱不可过凉，详辨在后交错论中，急宜留心，不可遽用黄连、苦参，恐变阴症，益难调治 又凡八九月阴雨太甚，虽属阳症，亦不可过用凉药，只用前方一二剂自愈；或虚甚者，于清药中加人参亦可以洋参代之，是为清补并行之法；若初起滞塞之甚，亦可酌用酒炒大黄，另煎冲前药服一次，以通利为度，盖大黄之性，走而不守，尚不至留寒变症也；若孕妇及年老血虚、大肠素枯燥者，只用前药冲服生蜂蜜一匙，自然通利《卫生宝鉴》亦有润燥治痢之说，《纲目》亦有蜜可治痢之说，此皆行枯滞气以治痢之法也 按：血愈枯则气愈郁，愈郁则愈下陷，故润燥治痢之说，语似新奇理极平实，又按：痢本长夏湿土受病，乘以秋金燥令，故里急后重于清热利湿消积行滞之中，加以润燥之法庶平尽善。若服药后虽通利而痢尚未止，痢时尚有微痛而滞者，用银花三钱、生甘草一钱、白芍四钱、木香八分、陈皮八分、陈茶叶二钱，以微清之，或用绿豆炒香捶碎，煮稀粥服亦可（按：绿豆通十二经络，清热解毒，服后腹痛泻，甚快利，是其验也，或年老血枯宜润，酌于前方

中加生地、当归、玉竹等亦妙。按：喻嘉言治朱孔阳痢症。按：中亦有用生地、麦冬、花粉以救津液之说。若不痛而痢尚不止，按：热痢到不痛是热毒已尽，痢尚不如是虚滑，亦须兼看痢色，或淡白，或淡黄，方是毒尽。酌用莲米蒸熟为末，米饮调服，加沙糖以清而补之，或用姜茶饮平调缓治之，不可遽投白术、乌梅、豆蔻等收塞药，恐余毒未尽，必反增剧也）。

百顺丸用大黄二两，酒炒为末，牙皂四钱，火炮去筋，为末，蜜丸，每服一钱。又按：《心悟》谓痢症过投槟枳多致阳气下陷，前方中不用此二味最有深意。

六、噤口痢治法

按：噤口痢，是湿热上蒸，胃气不清，古方用黄连一钱，姜汁炒过，菖蒲七分，莲米十个，共为末，米饮调服。一方用冬瓜仁去壳炒研，莲米、菖蒲少许，共为末，米饮调服。一方用田螺加麝香少许，捣饼烘热，贴脐下，即引热下行，自然思食。一方用金丝鲤鱼一尾，如寻常烹治法，令病人嗅之，即思食。一方用青蒿为末，沙糖开水调服。

按：此方加人中黄，按：人中黄，本广肠中物，用以去肠中热毒，最为相投，且又不伤阳气，无论体强体弱皆可重用。熬水澄清冲服尤妙嘉言谓噤口郁热，宜一开一降，不可徒恃一法，古人黄连、菖蒲并用即一开一降也，余意用黄连为末，少佐细辛尤妙。又凡湿热极甚，服清凉药即拒格不入而吐者，须用反佐，以取之法，古方用黄连，以吴萸炒过拣去吴萸加人参等分，糯米一撮，浓煎，少加姜汁，细细呷之，便不吐制人中黄法：用新瓦置男子大便厕中，愈久愈佳，取出洗净为末听用。

上所录噤口痢方，皆是火郁胃中之症，若有食积者宜行滞；脾胃虚寒者，宜温补脾胃，兼暖命门；有痰者宜化痰。

七、痢有四忌及虚痢治法

忌大下以清阳不升也然脉症实者，非大黄不能除积秽，但不可用承气之峻耳。

忌温补收塞，以毒在内也然虚滑者不忌。按：痢属大肠与肺相表里，故妄用补塞必喘胀。

忌大发汗，恐亡津液而大便愈难也然兼有外感头痛发热者，非微汗，则阳气不得发越而内陷，若喻嘉言喘，主汗散亦非。

以上诸法，皆热痢初治之，要若初治失宜，日久虚陷，又当别作调治，有宜升提收塞者，如补中益气汤加乌梅、肉蔻之类；有宜温补者，如六君八味之类；或虚而有火，宜清而补之，如《心悟》用异攻散，加白芍、黄连、木香之类；或无寒无火，只是虚滑，宜用怀药、龙骨等为末，米饮调服之类；或虚而兼燥，是阴亏气郁，宜用四物汤，加瑞胶、甘杞、升麻、小茴、广皮、熟蜜之类。又必看所泻属何色，再参之脉症，庶可辨耳。

《锦囊》曰：邪气坠下者，圊后胀痛稍减，未几复甚，及里急不得便者，皆实也、火也。虚弩不收，圊后胀痛不减，以得解愈虚故也，及里急频见污衣者，皆虚也、寒也。又《医理元枢》曰：实坠粪前虚坠后，亦谓得解愈虚，阳气益下陷而作胀也。又凡人睡则痢减，起则痢密者，亦气虚下陷也凡痢时大孔作痛，有由湿热下坠者，有由阳气下陷者，不可不细辨其虚实，大约初起而痛者，湿热也，久病而痛者，气陷也。又食物完出不化者多虚寒，然亦有火性急速，食随出而不化者，所谓邪热不杀谷也《心悟》曰：邪热不杀谷者乃火性急速，不及变化而出，然必集于肠垢之中，不比直中寒邪，谷和清水形如鸭溏也。又阴亏气郁症，多是痢久阴亡，其气郁滞不升，坠胀于肛门，或弩力挣之，但作屁声，或滴如米汤数点，或出干粪少许，其气稍通，暂松快，若一无所出，则坠胀愈甚，其脉多浮弦，微有力，是其验也，宜润燥顺气，兼以升提之法。一孕妇常如此，余用前加味四物汤治之而愈。

以上杂录诸症，头绪颇多，然约言之只有五，一曰虚陷用升提，二曰虚寒兼温补，三曰虚热兼清补，四曰虚滑兼收涩，五曰虚燥兼滋润。历按前法，似已无遗，临症尤当细辨，又须于实坠粪前虚坠后句，体认得真，知虚与实异，专升阳气，再细察其兼寒，兼热，兼滑，兼燥分别治之，自无不愈。又按：乌梅五味能生津，清热润燥，凡痢久虚热虚燥，皆宜酌用之。

八、寒痢

《锦囊》曰：痢以湿为主，但湿从火化，则为阳土属热，湿从水化，则为阴土属寒。《景岳》曰：痢起于秋，湿蒸热郁，本乎天也，因热求凉，过食生冷，因乎人也，是以阳症之外，又有阴症。又曰：色纯白者无热症，以脏寒气弱，滑而然也《医门普渡》曰：白虽多寒，然亦有湿热凝滞，而尚未伤血分者，不得悉认为寒，须参之脉症。又按：白痢亦须以清浊分寒热方的。若青黑而腥薄青黑腥薄，即《医门普渡》所言血色暗晦，血形清淡者也，此肝肾腐败之象也，犹以为热则误矣，或如苋汁，或如冻胶，或淡血水，或下如死猪肝血，如玛瑙色，皆属阴寒。总之阴症腹痛，其痛绵绵，甚或四肢厥冷，其脉或沉迟而兼濡细滑散之象，或浮疾短小无力而空，甚有七八至者，以阴寒在下，逼阳于上也又沉而有力亦为寒，李士材曰：此必兼有紧象，又阴痢脉有沉数短小微有力者，亦当作紧脉看。凡寒痢腹痛，以热鞋底熨之，或用艾火灸之，必稍快，是为探病法，即宜用热药，如平胃散加干姜之类。

《医门普渡》曰：痢属虚寒，非温则阳气不行，郁滞不开，血冷而凝，点滴注下，惟藉姜桂辛热之剂，驱浊阴而助阳和，则血自归经，而不下注矣。

又据《锦囊》里急频见污衣为虚寒之说，则阴痢初起，当是不甚滞塞，然又云气陷则传运不健，阴亡则肠液乃枯，当是稍久乃如此，故诸书于阴痢条中，亦有里急后重之说，总宜参之脉症。

又按：阴痢必素属阳虚，骤食生冷随即发作，与阳痢积久后发者不同也。

又按：阴痢初起，亦多是稀粪，有似水泻，但腹痛绵绵，所泻不多，与水泻异，且粪色清白，与热痢初起亦异，或初起为热痢，因凉药太过，而变寒痢者亦有之临症必须细问。

又按：阴痢多属富贵静养之人，阳痢多属贫贱辛苦之人。

若寒而兼积滞胀痛之甚，须用巴豆丸热药下之。

九、加减平胃散

苍术　厚朴　广皮　炙草　吴萸　干姜_{孕妇用醋炒陈艾代之}　明雄　木香

上宜水煎服。或生冷停滞，加麦芽、楂肉；或见青黯血者宜加肉桂一钱，气虚加人参；有外感加白芷、防风。又凡冷痢初起，脉虽弱，尚未见纯阴之脉，于本方去干姜、吴萸，加槟榔[1]、草果亦可，恐过热则转阳症。又按：此症宜先用艾火灸脐法。

十、巴豆丸

巴豆三钱，去皮、心，炒，研，去油，用蒸饼为丸，如绿豆大，每服八九丸，

---

[1] 榔：原文为"郎"，据后文径改，后同。

或十一二丸开水下。

十一、灸冷痢法

凡灸时须咒曰"天火地火人火三昧真火，灸天天开，灸地地裂，灸鬼鬼灭，灸人人得长生，百病消除万病消灭，吾奉太上老君急急如律令"，咒三遍，见效尤速，见《景岳新方因阵》。

用盐填脐，贴以姜片，艾火灸数壮，以腹内温暖为度，不可火太急，烧坏皮肤，但得腹温暖，其痛立止，屡试屡效。

凡阴痢日久，寒而兼虚，亦须温补脾土，如六君加炮姜，或兼补肾火，以生脾土，如八味右归之类，或虚滑不禁，宜于八味右归加故纸龙骨方效。

凡冷痢用热药，多格拒不入而吐，须用热药冷饮，反佐以取之。

凡天气亢热，虽有阴痢，亦不可过用热药，临症斟酌。

十二、虚实寒热错杂论

《医门普渡》曰：痢症有虚实寒热错杂者，宜攻补兼施，寒热互用但须识先后缓急，宾主轻重，谨察病机，转关中节，方是好手。

余按：虚者正气之虚，实者邪气之实，是以古人有参、术、芩、连并用，参地、硝、黄并用之例，寒热错杂者，如人先受暑毒，复伤生冷，古人有姜、茶并用，吴萸、黄连并用，干姜、滑石并用之例。按：热痢当用凉药，或其人素禀阳虚，或八九月天气寒凉当于凉药中少佐辛温之品，使阳气宣通自不至于凝滞，亦无过凉转阴之虞，如用黄连而界带干姜，用黄芩而略带生姜之类，古人云：于大苦大寒之中界带辛温之品是也。

又按：转关中节四字最难，凡瘦人多火，偶伤生冷，腹冷痛，冷痢白色，宜先从温散；然生冷最易遏郁阳气，其脉或寸弱尺旺，或足心独热，是为阴中伏阳，若温热药太重，即变阳症，又宜用清剂，但清剂亦不宜太重，以病原由生冷而起也，是为先温后清之法。若人本强旺，既受暑毒，又伤生冷，寒热二症显然，胸中欲呕而冷痛，大小便俱见阳症，宜遵古人黄连、干姜，寒热并用之例，不必用先温后清法，但寒热互用，亦须酌量多寡标本凡脉症界乎阴阳虚实之间者，用治痢散加人参、知母、草果每每取效。

十三、附《医门普渡》案

邓姓少年，下痢，不食，右脉浮数而弱，左手细弱模糊，或走动，或便后用力，左脉不至，片时方显，投疏补之剂，如焦术、枳实、参、芩、归、芍俱不效。绝粒五六日，欲探之以凉，又因左脉模糊，持疑未敢，忽见舌生黄苔，始信虚中挟实，遂于原药中加川连三分，胸膈顿宽，食粥一碗，自后改用清补之剂，如参、术、归、芍、木香、黄连、黄芩之属而痊，可知脉细弱者虚也，浮数者火炎上也，至于模糊，乃本脉如此，病愈方知。

涂姓年十四五岁，将痢腹痛，头痛且重，表散得汗，头痛止，下白痢倦卧，小便短赤，脉沉急无神，白痢多寒而小便短赤属热，脉无神为虚，倦卧为虚，而脉急为热，此虚实寒热错杂症也，与干姜甘草汤加木香、赤茯苓、白芍，凡顺气疏滞，俱佐人参，尚未愈，一医进附子理中汤，下咽即烦渴胀满，此误作全虚全寒症也，因药燥之后，暂入芩、芍于疏利药中，一二剂后，少佐焦术，秘塞难解，遂去术用人参，滞浊既去，进升补而愈。

吴姓患时痢，左脉弦空，右脉弱，食减，夜多汗，医进归脾汤，胸膈膨胀，此浊气上乘，芪、术固闭之故也，脉变左关弦急，右尺滑大，小便短少，此明系火邪，以芩、芍等清之，百顺丸微利之，攻清之后，转用调补，遂用建中汤，八味地黄汤而愈。

痢有肠实而胃虚者，攻之则胃气伤，补之则大肠壅，此候当斟酌用药，大约清利大肠之中，不可不照应胃气，又有上热下寒者，胸膈作热，口渴喜冷，心以下畏寒喜热，一涂姓痢疾如此，医用清膈热之药，上部烦热稍止，下部冷痛益甚，予用温补而愈，或曰：此宜先进连理汤 连理汤即理中汤加黄连、茯苓。

按：他书谓红白并见，即为寒热交错，似不的确，此案所载，兼脉兼症言之，颇觉明晰。又案中所载用药法太繁，酌于虚实交错用治痢散加人参，寒热交错用治痢散加干姜、黄连，或知母、草果尤简便。

十四、虚实寒热不甚症论

《医门普渡》曰：虚实寒热不甚者，元气虽不充足，而未至于大虚，积滞虽非全无，而未至于大实，挟寒尚非大寒，挟热尚非大热，此病之轻者也，轻病当用轻药，误投温补则变成实热，误投攻泻则变成虚寒，由轻而重，由重而死矣。

凡脉症界乎阴阳之间者，最宜斟酌投剂，如病势稍减，即宜用姜茶饮平调缓治之，《锦囊》云：姜助阳，茶调阴，不问寒热二症皆良，或加黄糖亦妙，总宜酌量寒热轻重加减。

又按：无积不成痢，凡有饮食停滞不分寒热者，只宜用升麻、葛根、麦芽、楂肉、广皮、木香、炒芍、陈茶叶、生姜等，期于消积滞，阳气自得宣通，此亦平调之一法也。

十五、论五色痢

《锦囊》曰：五色痢者，五脏蕴热熏腐脏腑，五液俱下，故其色皆见于外，极危症也，须用金银花，酒炒大连、归、芍、木香、乳香之类，清热解毒和血主之，歌曰：五色痢用银花良，黄连归芍木乳香按：此症于此方中加人中黄尤妙，然亦有脾肾虚寒，五液俱下者，当察脉审症，见《医门普渡》。

又按：五色痢仍当以浓浊清淡，镕结不镕结分虚寒湿热为妥。

十六、论腹痛

景岳曰：凡痢疾腹痛，寒热皆有之，并当以行气和血为主，加木香、当归之类，俟痛稍减，即当去之，盖又恐木香之耗气，当归之滑肠也，又李东璧曰：凡血痢已通而痛不止者，乃阴亏气郁，药中加川芎行气调血，其痛立愈。

十七、痢症轻重不专看秽积多少

《医门普渡》曰：痢之瘥剧，要看病者之精神气力，饮食脉息，不专在所下之多少，假如久服凉药，肠胃中阳气衰微，秽积凝结，得辛温辛热之药，阳气通行，秽积始下，故所解愈多，昧者惊惧，然精神已爽，饮食已增，必愈之兆也又病症不减，骤然求食，乃胃气将竭求救于食，是除中症也，不治，不可与能食同论。又如积热未去，补涩太早，所下渐少，昧者欣喜，然身不安宁，食不加多，反致缠绵不已。

十八、痢疾发热

《医门普渡》曰：按痢初起发热，多属外邪，其候头痛身痛，畏风寒，或热，或寒热相兼，撤其外邪，其热自退人参败毒散、五积散，量虚实寒热加减选用。又有湿热熏蒸发热者，其状蒸蒸发热，亦能头痛，但不甚畏风寒，或口渴，或汗多，其脉滑数，不似外邪之浮数弦紧，清其内热，则外热自微，不足深虑也。最忌先无热，或散之，清之，下之，其热已退，八九日忽又大热，多系阴伤阳亢之候，为可虑耳。然审知肠胃热盛，更宜清下者有之，复感外邪，更宜微汗者有之。又有阴虚痢疾，热在午后，或夜盛昼轻，其脉细急，热甚者亦显滑数，以养阴清热之药调之。更有过投苦寒攻伐，虚阳外扰发热者，其脉空大无根，急用温补收敛阳气。以上诸症，未定即死，但对症投剂，而大热终不退者，为必死也，有外不甚热，自觉烦热难支，欲去衣卧地者，此阴阳离诀之候，宜八味地黄汤，十全大补汤，然多不救。

十九、塞因塞用论

或曰：痢症窘迫后重，壅闭有明征矣，惟有顺气破滞，反以参术重其壅闭乎？答曰：实能壅闭，虚亦能壅闭，过投槟榔青朴，大伤中和之气，而壅闭益甚，惟用人参、白术，稍佐和气之药，以补之升之，则气不下陷，而壅闭自开，此《内经》塞因塞用之法也但枯瘦人多不宜白术之燥，或用参亦可，或蜜浸白术亦可。

又按：痢症初起，虽气虚之人，可用人参，必不可用白术。

二十、论风热痢

《回春》曰：一人患痢赤白，昼夜无度，遍身瘙痒，心中烦躁，余诊六脉大数，人迎偏盛，此风邪热毒也，以败毒散加防风、荆芥、黄连，二剂而愈。

二十一、论疝痢

疝痢并作膀胱膨胀，而太阳亦坠胀，须于治痢药中加小茴、茯苓、车前根，或一枝箭等，使膀胱气通，而大肠之气亦不坠胀矣。

二十二、论痢症直肠无度

按：喻嘉言治痢症，直肠无度用四君子汤，调赤石脂、禹余粮末频频调食，而腹反大痛不可忍，此正所谓通则不痛，痛则将有不通之意矣，仍服之果愈，后用四君子倍茯苓痊愈。此必毒气已尽，而肠胃有不固者，方可用此，若所泻尚为脓血，岂可遽用收涩？看所泻之有毒无毒，以定可收塞不可收塞，亦是妙法。或泄淡白色或淡黄色，虚而兼寒，宜于收塞中加温暖药。

以上所列，皆言夏秋湿热寒湿，为滞下之真痢，其余似痢非痢，或时非夏秋，虽有伤食，及脾肾虚寒下脱之症，自与夏秋受湿滞下者不同，另是一门，故此编未之及。《医门普渡》亦谓：春冬非痢，不可与夏秋同论。又云：似痢之里急后重，与真痢之里急后重，其轻重缓急自是不同，似痢不过拘急难解，未必若真痢之迸迫无度也。录此以备参考。

二十三、统治痢疾歌诀十首

痢分寒热歌

痢症原来属两门，主寒主热论纷纷，寒少热多须认的，莫将偏袒误苍生。
热痢常十之七八，寒痢常十之二三，因症制宜，不可预存主寒主热之见。

清浊分寒热歌

青黄赤白痢中分，据色推详是把凭，更把浓清分冷热，病源尤自露真因。

按：古人据痢色分寒热，固已详矣，然浓清二字尤为关键。痢无论一色或数色，但浓浊混杂而臭者，多属热蒸；清淡分离而不臭者，多由寒化。观于天气，热则水浊，寒则水清，此理自应无二。又如伤寒、温热、瘟疫里症，属热者神必昏愦，属寒者神必清明，亦是以清浊分寒热之义，学者务须触类旁通。

迟速分寒热歌

受病原来各有因，须知寒热不同论，热由酝酿常迟发，寒似霜成感即惊。

热痢积久后发，寒痢由骤食生冷即发，前已辨明，兹不赘解。

滑涩分寒热歌

问症强如切脉工，阴阳寒热在其中，热多燥涩寒多滑，起势原来大不同。

热痢初起多涩，寒痢初起多滑，若日久变态无穷，热痢亦有滑者，气不收束故也；寒痢亦有涩者，津液枯竭故也，又不可徒拘此例。外有阴结症，只是大便不通，不似痢症之窘迫无度，又当察脉问症以尽其变。

润燥治痢歌

阴降阳升痢始休，全凭元气得周流，机如轴转须防涩，才着脂膏便自由。

按：阴亏则气郁，气郁则不能上升而下陷，凡年老枯瘦之人，热痢初起多宜用润燥法，即阴痢日久，亦须温补兼滋润，此法人所未知，外有谓痢症由于肝木枯屈，不能上升，因而下克脾土者，其义亦统括于此，或即于润燥药中加柴胡等，以疏肝气，亦是一法润燥如热痢初起用蜂蜜、当归，日久用乌梅、北味；阴痢日久用归、熟、枣、皮、姜、桂之类。书载唐太宗病气痢，百方不效，医以牛乳煎荜茇进之而愈，此即阴亏气郁症也，盖牛乳甘寒滑润，加荜茇者，取温以制其寒，辛以行其润，则血行而气不郁，气升而痢自止矣。

消积治痢歌

上焦通时下亦安，自然地气上腾天，若还痰食停中脘，阳气何由得发宣？

凡阴阳二症，但有积滞者，皆宜去之，积去则痢易止。

阴症宜灸歌

腹痛绵绵泻不休，元阳将脱势难留，任他桂附能温服，不及由单用火牛。

阴痢宜艾火灸脐及关元、气海等处，前已注明。

解表治痢歌

痢症如将外感兼，莫徒专以痢为先，三阳解表能和里，外寇除时内亦安。

有外感而不兼去表邪，则阳气必多抑郁下陷，故《三字经》有"外疏通，内畅遂"之说，正解表治痢之法也。即无外感，古人亦多用苍术、葛根、升麻等，鼓舞胃气上行，以助发越宣通之机，医者不可不知此理。

轻治歌

寒热无多贵识机，微寒微热药方宜，若还投剂无斟酌，变症尤多不测虞。

凡过凉过热，皆能变症，解见前篇。

互治歌

寒因人事热因天，交错还须药两全，互用平调遵古法，姜连榜样是真传。

酷热熏蒸，伤于天也；过食生冷，伤于人也，兼受其症，必胸中有寒而欲呕，丹田有热而作痛，大小便亦多黄赤，或上部脉见阴，下部脉见阳，皆寒热交错之症，宜仿古人干姜、黄连并用例以治之，或草果、槟榔与知母、黄芩并用，亦是古法。或遇寒热交错症，即于前治痢散中，加槟榔、草果、知母亦可。

二十四、附痢后诸症

《回春》曰：一人痢后两足浮肿，胸膈胀满，小便短少，用分利之剂，遍身肿、气喘。余曰：两足浮肿，脾气下陷也，胸膈胀满，脾虚作痞也，小便短少，肺不能生肾也，身肿气喘，脾不能生肺也，用补中益气汤加附子而愈。

痢后痛风，遍身疼甚，系肠胃湿热瘀血未尽，所以留滞隧道作痛，宜四物汤加桃仁、红花、牛膝、广皮之类，或加松节、藤萝花亦可。亦有气血虚而疼痛者，不可不审。

《锦囊》曰：一痢后脚渐细而软弱，名为痢风，不治而成鹤膝风，治宜温补肝肾，不可仍用燥脾之药也。

按：痢后便脓血太多，则阴伤，若用燥脾之药，则阴愈伤，故凡痢后诸症，多宜温补兼滋润藤萝花古名凌霄花，又名紫葳。

二十五、论休息痢

《锦囊》曰：休息痢者，经年累月，愈而复发，此系寒疾在大肠底与广肠相接处有一大摺，故药多不能到，诸药不能倒，独巴豆一味，炒研蜡丸，空腹服之再不复发，此亦通因通用之义也。

二十六、附感应丸

治新旧冷积并效，虽有巴豆，不令人泄自然积消痢止。

南木香　肉蔻　丁香各一两五钱　干姜　百草霜各一两　巴豆七十粒,去皮、心、膜,研去油
杏仁一百四十个,去皮,尖

前四味为末，外入百草霜与巴豆、杏仁另研，七味同和匀，用好黄蜡六两，镕[1]化成汁以重绢滤去滓，更以好酒一升，于砂锅内煮蜡数沸倾出，酒冷其蜡自浮于上，取蜡四两，用清油一两，铫内熬令香熟，次下蜡，同化成汁，就铫内乘热拌前药末，丸如豆大，每服三十丸，空心姜汤送下，养葵东璧并言神效。

二十七、当归丸

治冷积留肠胃，下痢纯白，腹痛不止。

当归　芍药　附子　白术　干姜　阿胶　厚朴各一两,为末　乌梅肉一两

醋煮捣和前末为丸，梧子大，每服五十丸，空心米饮下。

此二方皆治冷积久痢，非治时痢之方。

二十八、附夏秋水泻方

有食积者不效。

陈艾　生姜　炙甘草

上三味水煎，临服时加食盐为引。

按：水泻多寒湿犯脾，阳气无权，故清浊不分，方中用姜、艾之辛温以助阳气上行，用食盐之咸寒，以助浊阴下降，用甘草之甘缓，使药力聚于中宫，是以清浊分而水泻自止。

---

[1] 镕：当作"熔"。

又按：水泻与泄稀粪不同，泄稀粪者，多虚寒肠滑，宜温补兼收塞，如六君加山药、炮姜、豆蔻之类。水泻水气[1]极重，宜温散兼分利，当用此方；或湿热为病而成水泻者，即于此方中加车前草亦可。

---

[1] 气：当作"汽"。

医学考辨

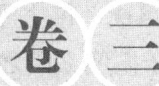

疟疾门

方亭罗绍芳林一氏纂辑 / 仲男 文溥渊亭氏编次 / 门下生方问经史臣校字

一、总论

夫疟者,如凌虐人之状,因其进退不已而名也。古书或言外感风寒,或言内伤饮食,然风寒饮食各有本病,何至狼狈若此?大抵人身中之气,自子至巳,行阳二十五度,自午至亥,行阴二十五度,刻不留停,惟中无阻滞,是以阴阳协和,寒热不作,疟疾本以内外合邪,结而为痰,蓄留于阳明太阴之间,阻真气运行之路,每值真气运到此经,则邪正牵制,是以阴阳乖张,寒热互胜,气运过此经则止,复运到此经又作,譬如辘轳之转,稍有妨碍,则机关滞而震激有声,无论千转万转,震激皆在其处。疟之当化痰,犹辘轳之当去其妨碍也。初起散寒消食顺气,所以拔痰之本也,渐用祛痰截疟之法,所以治痰之标也。久之而阳虚不能除湿痰,当于补气药中重用半夏。阴虚不能化燥痰,当于补血药中重用贝母。书曰:无痰不作疟,治疟必治痰其以此。

二、寒热互见论

《易》曰"一阴一阳谓之道也"者,中和之谓,盖自其一神两化言之也。其在人身也,阳得阴济,则阳不独热;阴得阳济,则阴不独寒,不热不寒,是谓中和。疟之为病,只是不中不和,然亦各分虚实焉。疟之实症,本以痰涎中阻,故阴阳相隔而不相济也,其见症也,必寒热极盛,久暂适均,宜以祛邪为主,邪去而阴阳相济矣。疟之虚症,或阴虚阳旺,或阳虚阴旺,此相胜而不相济也,其见症也,或热多寒少,或寒多热少,参差不齐,此不尽关外邪阻隔,宜察其阴虚阳虚而调补以济之。若久病衰弱,阴阳两虚,枢纽易脱,此相离而不相济也,其见症也,必寒热不甚,脉息微弱,精神困败,或偶有疑畏,遂使气惊则乱,血惊则散,其势益狼狈相接而相济耳。细玩此旨,是即道也者,不可须臾离之谓也,离则必病矣,得此意以治疟,疟又何难治焉?

三、疟疾以痰为主

《回春》曰:无痰不作疟,良由脾胃不和,痰留中脘,兼以外感风寒,始成斯疾。盖脾胃属土有信，来去不失其时，若移时或早或晚者，邪无容地，疟将好也。刘宗厚曰：疟本外感风寒，以其为湿暍所郁，客于腠理，不能发越，故进退不已按：湿暍所郁中，即寓有痰字。

四、疟疾形状

景岳曰：凡是正疟者，皆先寒后热。

又按：疟疾初起，症尚未显，而其脉弦紧疾数，倍于伤寒，是即疟之将作也，宜预从疟症门治之。喻嘉言曰：寒热又定时者为疟，无定时者为伤寒半表半里症非疟也。《锦囊》曰：寒邪客于肌肉之间，而脾应肉，故疟将发必先手足厥冷，以脾主四肢也。又曰：疟疾虽界分少阳半表半里之经而脾胃实为之主与他书专主少阳立论者更的确。李梴曰：自子至午属阳，凡发在子后午前者，邪在气分；自午至亥属阴，凡发在午后亥前者，邪在血分。一日一发者浅而轻，间日一发者深而重。发在处暑前者浅而轻，发在处暑后者深而重，然总宜酌虚实寒热，而以养胃化痰为主，不必泥三阳受病，三阴受病之说。

五、初起治法

《名医指掌》曰：疟疾必内兼饮食，外感风寒，内外合邪，则痰凝滞而作寒热，故凡初发时，便宜以消食、理气、化痰、散风等药，大剂服之，宜用达原饮加减，后虽发亦轻，不过二发即止矣。

六、汗法

《景岳》曰：凡古人治疟之法，若其久而汗多，腠理开泄，阳不能固者，必补敛之，无汗则腠理致密，邪不能解，必发散之，故曰：有汗者要无汗，扶正为主，无汗者要有汗，散邪为主，此大法也。

又有汗浅邪深，虽汗不解者，当察其脉之紧与不紧，有无头痛身痛，不得谓汗后必无邪也。

按：汗浅邪深，如时瘟时疟，邪在半表半里，汗只在皮毛之类是也。

七、疟疾宜升不宜降

丹溪曰：邪气深入阴分血分，而成久疟者，必当用升发药，自脏而出之腑，然后自表作汗而解，若用峻下药，则邪气愈陷而难出矣。

八、服药法

《锦囊》曰：服疟药有避忌，将发可服以阻其来，将退可服以追其去，若疟正盛时，服药与之混载，徒自苦耳。

九、论截疟法

《回春》曰：凡疟疾必经发散方可截之，用截药吐出黄胶水者，疟自愈也，不可一二日早截，早则邪气闭塞而成坏症，又不可迟截，迟则元气衰惫而成怯症，当在三四日就截为好，宜当可饮七实汤等。

按：外邪已解者，疟发过之后，头必不痛，脉亦不数不紧，方可单用截法。

十、论厌疟

《景岳》曰：凡厌疟之法，今世俗相传多用之，但其有效有不效，人每疑之，而其所以然者，自有的确之妙，则从来人所未知也。盖疟以邪正相争，其感之浅者，乃少阳胆经病也，惟其邪本不甚，故邪正互为胜负当此时也，亦犹楚汉相持之势，但得一助之者，为楚则楚胜，为汉则汉胜，故不论何物皆可用以为厌，但使由之，勿使知之。其人恃有所助，则胆气略壮，而邪即败矣，此即《内经》移精变气之意也。然必势均力敌者，乃可以一助而胜之，正胜即愈也，若果彼强我弱，势不易制者，则厌必无益，故惟邪轻日作者可厌，而邪深间日者必不可厌，此自理势之必然，无庸疑也。

十一、疟主阳明太阴歌

寒热交争不可当，一时情态变炎凉，去来有信原归土，莫更传讹说少阳五行惟土主信，疟疾寒热有定时，确系邪在阳明太阴之间，主少阳立说者，亦以仲景少阳伤寒条下有寒热往来一语也，然少阳寒热往来无定时，与疟疾自异。

十二、逐痰截疟歌

阴阳阻隔势乖张痰留中脘之故，风暑纷纷论未详主风暑立论者，遗却饮食内伤一边，惟有化痰能截疟，正如擒贼必擒王或兼治饮食风寒，或兼补气血，俱宜化痰。

以上皆正治之法，若其疟久而不愈，又当别作调治。

十三、变治法

变治者，谓疟久不愈当思扶正逐邪，不可以寻常治疟之法治之也，《锦囊》曰：多热而久不愈者，其人必本阴虚，非生鳖甲、川牛膝不能除也；多寒而久不愈者，其人必本阳虚，非参、芪、白术甚至桂、附不能除也。

景岳曰：大凡久疟多属气血虚弱，盖气虚则寒，血虚则热，胃虚则恶寒，脾虚则发热，是当以助正为主也。又曰：凡日久虚疟寒热不多，或无寒而微热者，若因胃气虚，用四君加升麻、当归；若脾血虚，用四君加川芎、当归；若中气下陷，用补中益气汤，加半夏、茯苓；或多中寒者，加干姜、官桂；有阴虚血液不充而邪不解者，宜补阴益气煎；若发时其寒如水，其热如烙，面赤如脂《锦囊》曰：下寒者面多赤，无根之火载于上也，若是阳症火入于内，面必不赤，渴欲饮水，而热退即不渴者，以六味地黄汤加柴胡、芍药、肉桂大剂饮之自愈；若元气虚寒之甚，阳不胜阴，而邪不能解者，宜大温中饮、理阴煎之类；若元气虚甚，或衰老积弱者，则不必兼用攻邪，只当以正气为主，但使元气不败，则邪无有不服，宜用十全大补汤之类。又曰：疟本属少阳，然亦有邪入阳明胃腑，内热之甚，而邪有未散者按：此必有谵语发渴诸症，宜柴胡白虎煎，有邪入肝肾而热极动血者，宜柴芩煎二方似俱宜加贝母。

疟痢并作，而脏平邪浅者，宜胃苓汤，加柴胡一二钱，若寒湿伤脾，而疟痢并作者，宜温胃饮加柴胡，或胃关煎加柴胡亦妙，若湿热伤脾，下及肝肾而暴注热渴，或下纯红鲜血者，宜柴芩煎。

又按：无痰不作疟，即用变治之症，亦总不可离养胃化痰之品，方能取效，如阴虚燥热之痰，宜于补阴药中，重加贝母、鳖甲之类；阳虚寒湿之痰，宜于补阳药中，重加半夏、广皮之类。

十四、附非时行正疟

一曰湿疟，寒热身重，骨节烦痛，胀满自汗善呕，因汗出复浴湿舍皮肤，及冒雨湿也本陈无择。又曰：浴以热汤，避彼风处，则断不成疟，惟冷水相加，疟斯成矣，若然则仍是寒气，即《内经》所谓夏遇凄沧水寒之症也。

一曰牝疟，多寒不热，但惨戚振慄，病以时作，此则多感阴湿，阳不能制阴也本陈无择又曰：牝疟无热，《内经》并无此说，惟《金匮要略》曰：疟多寒者为牝疟，蜀漆散主之，亦非无热也，若果全无发热，而只见寒慄，此自真寒阳虚证耳，别有本门，又安得谓之疟耶。

一曰瘅疟《内经》曰：肺素有热，气盛于身，发则阳气盛，阳气盛而不衰，故致销烁肉脱者，命曰瘅疟，盖此阳脏而病阳症也，自与诸疟不同，而治此之法有三：如热邪内蕴，而表邪未解者，则当散以苦凉；如热因邪致，表虽解而火独盛者，则当清以苦寒，此皆治其有余也；若邪火虽盛，而气血已衰，真阴日耗者，但急壮水固元，若但知泻火，而阴日以亡，必致不救。又曰：瘅疟者，肺素有热，气盛于身，厥逆上冲，中气实而不外泄，因有所用力腠理开，风寒舍于皮肤之内，分肉之间而发，发则阳气盛而不衰则病矣，其气不及于阴，故但热而不寒，气内藏于心，而外舍于分肉之间，令人销烁肉脱也，又曰：瘅疟宜用白虎汤加桂枝、茯苓、柴胡又按：此方似宜加贝母更妙。

一曰劳疟，劳疟者，经年不瘥，前后复发，微劳不任也，大约宜补益中气为主。

一曰母疟，疟者，数年不瘥，结成症癖，在腹胁之间，古方多用鳖甲为主。

一曰温疟，温疟者，得于冬中风寒，至春夏阳气大发而为病按：此本是温热病之兼疟者，此与夏伤暑而秋为疟者不同，当于伤寒门求之以上俱《景岳》。又《心悟》

曰：温疟之状，寒热依时而作，大抵热多寒少，或先热后寒，每致神昏谵语，与时行正疟不同，治用小柴胡汤去半夏，加黄连、知母、贝母以清之，然温疟寒热依时，又与少阳病寒热往来无定时者不同。

一曰风疟，又名肝疟，其症热长寒短，筋脉揪缩，蓄怒伤肝，气郁所致也，用小柴胡汤加乌药、香附本《景岳》。

十五、似疟非疟

景岳曰：凡似疟非疟之症，虽有往来寒热，而时作时止，本非疟之类也。凡大病后，或产后，或虚损，俱有此症。《经》曰：阳虚则外寒，阴虚则内热，阴气上入阳中则恶寒，阳气下入阴中则恶热，故凡无外邪，而病为寒热者，必属虚损，但虚有阴阳之异，阳虚者必多寒，阴虚者必多热。阳虚者宜补其阳，如理中汤，十全大补汤加姜附之类，皆人所易知也。惟阴虚之症，则最不易辨，盖阴中之水虚者，阴虚也，阴中之火虚者，亦阴虚也，如其津液枯燥，精血耗伤，表里上下俱多烦热等症，此阴中之水虚也，治宜壮水以配阳，如一阴煎、六味地黄汤，或加减一阴煎之类主之。其有倏热往来，或面赤如脂，而腹喜热饮，或上热如烙，而下冷如水，或喉口大热而大便不实，此其症虽若热，而脉必细微，或虽洪大而浮空无力，是皆阳气无根，而孤浮于上，此阴中之火虚也，治宜益火之本，使之归源，如八味右归之类主之，假热退则真寒见，自可因症而治之矣。

十六、附方

加减达原饮

苍术　厚朴　槟榔　广皮　炙草　茯苓　半夏　麦芽　知母　柴胡　草果_{去谷,捶碎,姜汁炒}

歌曰[1]：加减达原知麦先，柴胡草果槟榔兼，加入二陈平胃内，散寒消食急须煎。

上方消食理气，化痰散风，趁初起元气未亏损时服之，生姜引，水煎服。如

---

[1] 歌曰：据本书前文补，全书格式统一，以便阅读，后同。

外邪甚者，加羌活防风；饮食停滞胀闷者，加莱菔子、吴曲；口渴内多火者，加黄芩、花粉；内多寒者，加干姜、附子，减去知母；气虚汗多者，加人参、白术、黄芪，方中苍术须少用；血虚者加当归；湿气重而肢体沉重，或疼痛者，加威灵仙，因症制宜，不可执一也若大便热结不通，亦宜用酒炒大黄微利之。

常山饮

常山 二钱，烧酒浸，炒，苗为蜀漆，根为常山　草果 一枚，煨　槟榔 一钱　知母 一钱　姜 一片　贝母 二钱　乌梅　大枣 一枚　一方加山甲 一片，炮

歌曰：常山饮中知母取，乌梅草果槟榔聚，姜枣酒水煎露之，劫痰截疟功堪诩。

上药半酒半水煎，露一宿药必露者，以疟为暑邪，得露则散也，解见《锦囊》，临期日未出时，面东空心温服。大约此方能截疟而不吐，如欲其吐，加甘草一钱；如欲其利，加大黄一钱。本方注云：常山吐痰行水，槟榔下气破积，贝母清火化痰，乌梅敛阴退热，山甲出入阴阳，贯穿经络，甘草调和诸药，以引常山取吐，如不欲吐则去之，知母治阳明独胜之热，草果治太阴独胜之寒，二经和则寒热退，据此则疟之有寒热，实由二经阴阳交错，邪并阳明则热，邪并太阴则寒。故论疟专主脾胃，似为直接[1]了当，且于脾胃主信依时而作之说，亦自相合。又按《回春》于气虚者，即于常山饮中加人参、白术，血虚者加当归，皆所以固正逐邪也。按：常山、草果，祛痰最利，诚为治疟妙剂，然用于气虚血弱之人则不效者，以其无驾驭之力也，今后与虚弱人截疟，务须于此方中加参、归在内方好，切记切记。如尚有外感未尽，宜于本方去乌梅，加疏散药一二味。

《纲目》"常山"注曰：疟家多蓄痰涎黄水，或停潴心下，或结癖肠间，乃生寒热，法当吐痰逐水，则常山断不可不用。李时珍曰：常山祛痰截疟，须在发散表邪，及提出阳分之后。李士材曰：常山发吐，惟生用多用为然，与甘草同用亦必吐，若火酒浸炒透，但用钱许，每见奇功。未见其吐也。时人泥于雷敩老人久病忌服之说，使良药见疑，沉疴不起，抑何愚耶？又查诸书凡截疟方，皆不外逐痰去水之品，疟之本乎痰也明矣。

又按：他书，俱谓常山饮必用于表寒既散之后，《医学三字经》云，不必拘，盖常山能散邪，并非截邪，况吐中亦寓发散之意，惟乌梅不可骤用。

又故疟疾初起虽血虚枯燥，只可用鳔胶、玉竹、当归、白芍等，不可遽投熟

---

[1] 接：当作"截"，音近而误。

地，以助湿生痰，反使疟疾流连也，若日久后变治法，亦可不拘。

按：疟疾以化痰为主，若孕妇不可用常山法半夏，药中只宜用白芥末、尖贝母等代之。

七宝汤

常山　草果　槟榔　厚朴　甘草　青皮　广皮

歌曰：截疟七宝常山果，槟榔朴草青陈夥，酒水合煎露一宵，阳经实疟服之妥。

上药七味名等分，酒水合煎，露一宵服。

又按：《医方集解》云：疟昼发者属气分，宜用七宝汤，疟夜发者，乃邪气深入血，分宜于此方中，加桃仁五灵脂，治血分中之邪，录此以备择用。

传闻截疟方

一二发后外邪已解者可用。

杜牛膝根 甘寒微辛，一名天名精，一名地菘，其子名鹤虱，俗名挖耳草，能逐痰利水。按：杜牛膝颇类豨莶草，但豨莶苦而臭，茎叶皆有白细毛，叶对节生，俗名肥猪苗者是也，杜牛膝俗名野烟，味辛而香，茎叶无毛，叶不对节，以此别之。　牛膝根　车前根

上用酒水煎，临发日早服。

又方 在二三发后，外邪已散，用之于虚弱人最宜

鬼头炖仔鸡服，或素多火者，炖鸭子服，或脏腑平和，不可用偏寒偏热者，炖黄牛肉服。查鬼头辛寒，最能逐痰利水，故能止疟，且与鸡、鸭、牛肉同炖，则逐邪之中，亦自寓扶正之意，但鬼头辛毒刺喉，不可食，只食鸡、鸭、牛肉，饮汤则可，如误服鬼头刺喉，用生甘草细嚼咽汁可解之，此方已屡试屡验，如无鬼头用法半〔夏〕、尖〔川〕贝代之亦可，但二味须重用，或三钱，或五钱亦可。

截疟良方

陈石灰 五两　枯矾 二两　广皮 五钱　茯苓 一两　细辛 五钱　炙草 五钱

上药共为末，开水调服。此方截疟最妙，但宜随症加减，外邪未解加汗药，饮食未化加消导药，火盛加凉药，寒盛加温暖药，阳虚加补气药，如四君子汤之类，阴虚加补血药，如四物汤之类，小便不利加利水药，如车前、木通之类，大便不通加枳壳，大黄酒炒，以上俱熬作汤饮，冲前末药服。

灸疟法

用姜一片,贴背脊骨与脐正对处,以雄黄艾烧三壮即愈。

吐疟法

用橘红煎汤,入盐少许,饮后用鹅翎探吐之,痰尽则疟自愈。

又方

于疟疾二三发后,专用火酒制过常山末一二钱,冲甜酒服,疟即止。

凡用单方截疟者,必须气血无亏之人方效,若气血亏损者,当于此方中加入参归,方能奏效。

补阴益气汤

人参　当归　山药　熟地　陈皮　炙草　升麻　柴胡

大温中饮

熟地　白术　当归　人参　炙草　柴胡　麻黄　肉桂　干姜

理阴煎

熟地　当归　炙草　干姜　肉桂

柴胡白虎煎

柴胡　石膏　知母　甘草　粳米

柴苓煎

柴胡　黄芩　栀子　泽泻　木通　枳壳

胃苓汤

陈皮　泽泻　茯苓　猪苓　厚朴　白术　甘草　苍术

温胃饮

人参　白术　扁豆　广皮　干姜　炙草

胃关煎

熟地　山药　扁豆　炙草　干姜　吴茱萸　白术

一阴煎

熟地　生地　炙草　麦冬　白芍　丹参　牛膝

右归饮

熟地　山药　枣皮　甘杞　炙草　杜仲　肉桂　附片

卷四

失血门

方亭罗绍芳林一氏纂辑 / 仲男 文溥渊亭氏编次 / 门下生方问经史臣校字

一、总论

按：血藏于人身之中，无处不有，皆由脾胃游衍五谷之精气，以输灌百骸者也，既有路输之而入，自有路溢之而出，故隔膜挣破之说，惟努力失血为然，其余则皆循经络，以达于喉与咽也，此其中有寒热虚实，标本浅深之不同。每见庸医一遇吐血，辄从逐瘀调治，用红花、茜草、藕节、芎、归之类，殊不知逐瘀止血，惟跌打伤为宜，所谓瘀血去，新血自归经也；若用于阴虚火动，则以动治动矣，否则专执气能摄血，及引火归源之说，每用参、芪、桂、附，殊不知参、芪、桂、附，用于气虚不摄，及下寒上热者为宜，若用于阴虚火动，则以升助升，以火济火矣；大约阴虚失血者常十之七八，最宜养阴凉血，使之下行；其余胃火沸腾、肝火上逆、操心动火、劳役伤络及努力跌打、感寒失血者，常十之二三，至于气虚失血、格阳失血，不过百中一二，不可不分别以治也。

二、失血分轻重浅深

《景岳》曰：失血于口者，有咽喉之异，咽为胃之上窍，故由于咽者，必出于胃；喉为肺之上窍，故由于喉者，必出于肺；喉连于肺，而实总五脏之清道，咽连于胃，而实总六腑之浊道。又曰：咳嗽而出者，由于喉，呕咯而出者，由于咽。由于喉者，远在五脏，由于咽者，近在经络之间，此其轻重为可知矣。

又按：《三字经》云：凡人六腑皆无血，观破诸蓄可知，五脏皆有血，失血由于五脏者，多不可治此症必咳嗽，其余多是经络之血耳此症不咳嗽随呕而出。此论最的确，《景岳》谓总六腑之浊道，即指六腑之经络言，盖六腑之经络，皆可通于胃以达于咽也。

《景岳》又曰：凡人微咯即血出，不甚费力，及唾血，痰涎中带血，但无咳嗽大热，气喘骨蒸等症，即不足虑，但为养营补阴，自无不愈。按：五脏亦有经络达胃咽，凡失血由咽而不咳者，即脏病亦轻。

三、失血分多寡

《锦囊》曰：吐血、衄血、便血虽去多，然从肝、胃、大肠而来，三经气血俱多，故身凉脉微无害；咳血是从心、肺、肾而来，三经气多血少，气多则火易生，血少则火易炽，故渐见脉洪而数，身热咳嗽，失血虽少，多致不起。又咯血、唾血，《锦囊》谓二者皆出于肾，病最重；《景岳》谓此二症，若无咳嗽发热，即不足虑者，亦仍以近在经络，尚未动及脏气也。又按：咳嗽失血，属偶然热壅肺经者，凉之即愈，惟久咳成痨必难治，说见《锦囊》。

四、外感失血

《心悟》曰：咳而喘息有音，甚则吐血者外必有头痛发热之表症，此风寒也，加味香苏散散之，《锦囊》曰：表有大寒，壅遏里热，火邪不得舒伸，故血出于口，宜汗之大约宜用清中散寒之剂。《心悟》用加味香苏散加生地、赤芍、丹皮、丹参。《锦囊》又曰：太阳寒水少阴肾水，俱易感寒，一有所感，则水冷金寒，血凝滞而不行，咳嗽带痰而出，问其人必恶寒，切其脉必紧，视其血中间，必有或紫或黑数点，此皆寒淫之验也，宜麻黄桂枝汤以汗之大约此症与表寒遏其里热者又自有别，宜温中散寒剂。似宜用附子理阴煎加汗药或大温中饮更妥。

五、脏寒失血

《心悟》曰：脏寒吐血，如天寒地冻，水凝成冰也，宜用理中汤温之。《景岳》曰：血遇热则宣通，故止血多用凉药，然亦有气虚挟寒，阴阳不相为守，营气虚散，血亦错行，所谓阳虚阴必走耳，外必有寒冷之状，法当温中，使血自归于经络，可用理中汤加南木香、当归等，或干姜甘草汤，其效甚著。《锦囊》又曰：身受寒气，口食冷物，邪入血分，血得冷而凝，不归经络而妄行者，其血必黑黯，其面色必白而夭，其脉必微迟，其身必清凉，宜理中汤。《景岳》又曰：凡所吐之血，色黑而黯，必停积失位之血，非由火迫而动也，或面白息微，脉见缓弱，身体清凉者，此必脾肾气虚，不能摄血而然即前所谓阳虚阴必走也，皆非火证，宜理中汤，若察其寒在阴分，则又惟理阴煎为最宜。《锦囊》又曰：有呕吐紫黑凝血者，此非冷凝，由热甚销烁为稠浊，热甚则水化制之，故赤兼黑而紫也。又《景岳·痢症门》云：凡阴凝血败，其色必青黑，与紫黑为焦象者，自是不同。又曰：血即水也，随相火而行，故色独红，由此言之，火炽而变枯焦紫黑，火衰而成青黯，其义可思矣。

六、伤暑失血

《心悟》曰：务农赤日，行旅长途，口渴自汗而失血者伤暑也，益元散清之。《景岳》曰：暑毒伤人，多令人吐衄失血，盖暑气通心，火毒刑肺也，然暑既伤心，热又伤气，其人必脉虚气怯，体倦息数，若但知为热而过用寒凉，则气必愈伤，害斯大矣，此惟生脉散、人参汤之属为宜，若气虚之甚者，当以人参、黄芪并用之；若火盛而热渴烦闷者，宜人参白虎汤，或竹叶石膏汤；若气不甚虚者，宜犀角地黄汤。《锦囊》曰：伤暑吐衄者，可用河间法大约即刘河间益元散，暂抑阳光，究竟暑能伤心，心气既虚，暑气故乘而袭之，心主血，故吐衄，心既虚而不能主血，亦不宜过用寒凉以泻心，须以清暑益气汤，加丹皮、生地，兼暑伤气，其人必无气以动，以人参、麦冬助气，使能摄血，斯无毙也凡暑症以自汗口渴、心烦溺赤、脉虚身热为的，本《心悟》。

七、格阳失血

《景岳》曰：格阳失血之症，多因色欲劳伤过度，以致真阳失守于阴分，则无根虚火，浮泛于上，多见上热下寒，或头面红赤，或喘促烦躁而大吐大衄，失血不止，但见六脉细微，四肢厥逆，或小水清利，大便不实者，此格阳虚火症也，速宜引火归源，用镇阴煎，或八味地黄汤之类，则火自降而血自安矣，若用寒凉，阳绝则死。又曰：凡格阳吐衄之症，察其六脉细微，全无热症，或脉见浮虚豁大，上热下寒，皆其症也，不怕内伤者有之，即伤寒者亦有之，然必其素多斫丧损及真阴者，乃有此症。余尝治一多欲少年，于伤寒七日之后忽尔鼻衄，以为将解之兆，及自辰至申，所衄者一斗余，鼻息脉息，俱已将脱，身冷如冰，目视俱直，而犹涓涓不绝，呼吸垂危，急投镇阴煎一剂，衄乃止，身乃温，次加调理而愈，自后凡治此症，无不响应，《锦囊》曰：吐血有阴盛于下，逼阳于上之假症，宜以假寒治之，但此症有二，有一等少阴伤寒之症，寒气自肾经而感，小腹痛，或不痛，或呕，或不呕，面赤口渴，不能饮水，胸中烦躁，此作少阴经外感伤寒看，须用仲景白通汤之法治之宜用镇阴煎代之，或加童便引亦可，一服即愈。又有一等真阴失守，命门火衰，火不归源，上焦咳嗽，气喘、恶热、面赤、呕吐痰涎出血，此系假阳之症，须用八味地黄汤，引火归源，然兹二方，俱是大热之药，上焦烦热正盛，复以热药投之，入口即吐矣，须以水探冷，假寒骗之。

八、努力失血

《锦囊》曰：有负重为物所压，或持重远行，忽心口痛，口鼻出血，俗名伤力吐血，乃肺肾内膜，伤损挣破挣破在肺，则血出于喉管必咳嗽，挣破在胃，则血出于咽管多不咳，若用凉药，愈遏愈出，卒至胃损咳嗽而死，以白及末、童便调下自愈。

又按：努力则气并于上，气凝则血亦凝，故《心悟》于努力失血，多用泽兰汤加三七以行瘀血，或加木耳亦可，是努力致伤，亦须降气破瘀也。

又按：努力当时即吐血者，乃内膜损破也，努力后觉有痛处，久而后吐血者，乃瘀血停聚，新血不得归经也，古方用净木耳，砂锅炒焦为末，冲甜酒服，治瘀血症甚效，见《经验良方》，一方用地鳖，焙干为末，甜酒冲服。

九、瘀血失血

《心悟》曰：凡闪挫跌打，瘀血内蓄凡瘀血停聚必身有疼痛为验转侧若刀锥之刺，因而失血者瘀血停聚，则新血不得归经，宜用泽兰汤以行之，或加三七尤妙。《名医指掌》曰：或跌扑损伤，或被人打踢，或物相撞，或闪挫，或奔走努力，或受困屈，或发恼怒，一时不觉，过至半日，或二三日，或半月，寒热交作按：瘀血能阻塞阴阳，故寒热交作，其心胸胁下小腹满痛，按之手不可重者，此有瘀血也，或一时伤重，就发寒发热，瘀血上冲，则昏迷不醒，如死之状，良久复苏，轻则复元活血汤，重则桃仁承气汤主之，量其元气下，其瘀血则愈。在上者宜饮韭汁，切不可饮凉水，血见寒则凝，但一丝血入心则死。医家见其寒热胀满，察其痛处，必手不可近按，诊其脉必或芤或涩或数，且肝为血海，凡有瘀血，必蓄积于心胸胁下，或小腹之分，乃肝部也，又曰：凡小便如常者，多是蓄血症也。

又按：内伤瘀血症，必自汗。

十、怒动肝火失血

《心悟》曰：怒动肝火失血者，加味逍遥散以疏达之。《景岳》曰：怒气伤肝，动肝火则火载血上，动肝气则气逆血奔，所以皆能呕血。凡肝火盛者，必有烦热脉症，或脉数，宜芍药、生地黄、丹皮、栀子、泽泻、黄芩、黄连之属，降其火而血自清；若肝气逆者，必有胸胁痛满、喘促等症，或脉弦强，宜芍药、生地黄、青皮、陈皮、枳壳、贝母、泽泻之属，行其气而血自清；若火因气逆者，惟化肝煎为宜。

十一、络伤失血

即劳累伤。

《景岳》曰：一凡火不盛，气不逆，而血动不止者，乃其元阴受损，营气失守，病在根本而然。《经》曰：起居不节，用力过度此条以此二句为主脑，则络脉伤，阳络伤，则血外溢，外溢则吐衄，阴络伤则血内溢，内溢则便血兼大小便言，此二言者，最得损伤失血之源，故凡治损伤，无火无气而血不止者，最不宜妄用寒凉以伐生气，又不宜妄用辛燥以动阳气。盖此二者，大非真阴亏损者所宜，而治此之法，但宜纯甘至静之品或兼用酸涩，如枣皮、龙骨之类更妙，培之养之，以完固损伤，则营气自将宣谧，不待治血而自安矣。又曰：凡吐血咯血，因劳损而气虚脉静，或微弦无力二脉极肖，劳力过度，既非火症，又非气逆既云无火无气，自当从滑脱治，而血有妄行者，此真阴内损，络脉受伤也。按：此即刘河间所云：无志过极，皆能动火之意，火动则络伤，尤须以省事静养为要着，惟用甘醇补阴，培养脉络，使营气渐故，而血自安矣，宜一阴煎，左归饮，六味地黄汤，小营煎，三阴四阴五阴之类。又按：此症宜兼收涩方妙。

十二、气虚失血

按：气虚不摄，其失血见于下者甚多，如便血之类。

《景岳》曰：血有因于气虚者，按：气虚失血，其人必兼四肢倦怠、语言怯懦，其脉必沉细无力，或软弱。宜补其气，以人参、黄芪、白术之属。《锦囊》曰：血本不病，因气虚而血无所倚，故血亦消亡，宜用参、芪、术补气而血自复，即所谓阳旺能生阴血也；若阴血不足，便用人参、黄芪补之，反助邪火，益令咳嗽气促，肌肉消烁也。《心悟》曰：阳虚大吐血成升斗者，初用花蕊石散化之，随用独参汤以补之，继用四君、八珍等以调之凡血脱势急，宜用白炭烧红淬醋，令病人嗅之，亦可暂收。

十三、忧思抑郁失血

《心悟》曰：七情郁结，气郁则火郁，故亦能致失血，然按忧思抑郁，与怒气稍不同，怒则气上逆，故血随气伤，忧思抑郁，气不能舒，故郁火动而失血，忧思甚者，似宜用归脾汤加丹皮、栀子，抑郁甚者，似宜用加味逍遥散。按：忧思抑郁脉必沉结，或沉涩或沉数。

十四、酒伤失血

《景岳》曰：凡饮酒过多而吐血者，宜徙薪饮、清化饮，或葛花解酲汤加黄连、丹皮主之。

十五、过啖辛热失血

《锦囊》曰：凡过啖煿炙辛热等物，上焦壅热，心腹满痛，血出紫黑成块者，可用桃仁承气汤，从大便导之，此釜底抽薪之法，此皆内之外因，故可寒凉克削也。

十六、阴虚失血

《景岳》曰：凡阴虚失血脉多细数无力，此症多兼咳嗽发热，按：阳主升阴主降，阴亏阳亢则有升无降，故血随气上而溢出。治当滋阴壮水，微佐辛凉，宜三阴煎、四阴煎，或加减一阴煎、生地黄饮子、天门冬丸之类，察其脏气，随宜用之，若热不甚者，惟一阴煎、左归饮、六味地黄汤之类为宜。凡此症候大忌辛温，如川芎、当归、黄耆[1]、白术、杜仲、破故纸、香附、砂仁、姜桂之属，皆所当避。又曰：阴虚失血，虽有五脏之分，然无不由于水亏，水亏则火盛，火盛则刑金，金病则肺燥，肺燥则络伤而咳血，液涸而成痰，法当以滋肾为主，以清肺为标大约失血惟此一症最多，亦惟此症最重。

又按：阴虚失血，用加减一阴煎止血，后宜用八仙长寿丸加真龟胶以培真阴方妥。又按：除阴虚失血外其余皆属标病，治之较易，若治失其宜，日久亦成阴虚症。

十七、火盛失血

《景岳》曰：凡火盛逼血妄行者，或上或下，必有火症火脉可据洪实有力或数，乃可以清火为先，火清而血自安矣，宜芩、连、知、柏、玄参、栀子、童便、犀角、天花粉、生地、芍药、龙胆草之属，择而用之。如阳明火盛者，须加石膏；三焦热结，或闭结不通者，须加大黄；如热壅于上，火不能降者，于清火药中，须加木通、泽泻、栀子之属，导之泄之，则火可降，血可清也。然火有虚实，不可不辨。又曰：胃火热盛而烦热作渴，头痛脉滑，气壅而吐血不止者，宜白虎汤，或抽薪饮。若胃火炽盛，而兼水亏者，宜玉女煎。《锦囊》曰：凡火甚失血者，皆以大黄醋制，和生地汁，及桃仁泥、丹皮、丹参、阿胶、黑荆芥、玄明粉、赤芍、当归之属，折其锐气，从大便导之，使血下行，以转逆为顺。书曰：失血家须用下剂破血，盖宜施之于蓄妄之初也。又曰：诸亡血家不可下，盖切戒之于亡血之复也。

十八、吐血下血附案

《景岳》曰：有倪孝廉者，年逾四旬，素以灯窗思虑之劳，伤及脾气，时有呕吐之症，过劳即发，余常以理阴煎，温胃饮之属，随饮即愈。一日因交际过劳心脾，遂上为吐血，下为泄血，俱大如手片，或紫或红，其多可畏，医以凉药治之，脉益紧数，困备垂危，乃用人参、熟地、干姜、甘草、附子、白术等药治之而愈。盖此症以劳倦伤脾而脾胃阳虚，气有不摄，所以动血，若再用寒凉，则必死矣此条是脾胃气虚兼寒者。薛立齐，遇星士张东谷，谈命时，出中庭，吐血一二口，

---

[1]"黄耆"应为"黄芪"，后同。

云久有此症，遇劳即发，先生曰：此劳伤肺气按：此劳伤兼言语行动在内观上星士二字便知，其血必散，视之果然，与补中益气汤，加麦冬、五味子、山药、熟地、茯苓、远志服之而愈。翌早请见云：服四物、黄连、山栀之类，血益多而倦益甚，得公一匕，吐血顿止，精神如故，何也？先生曰：脾统血，肺主气，此劳伤脾肺，致血妄行，故健脾肺之气，而嘘血归源耳此条是脾肺气虚兼有微火者。

《景岳》又曰：凡清晨初起时，每于痰中有淡紫凝血，或块或片，常见数口者，此多以操心动火，或多思郁，或由过饮，但无咳嗽发热等症，即不足虑此，不过致动络血而然。按：此即咯血之类，其血仍近在经络，非出自心脏，不必以心经气多血少为忧，惟天王补心丹，或二阴煎之类，最所宜也。

十九、论用药法

凡血因火动者，不可用当归，以其性滑而动也；不可用川芎，以其性升而散也。脉弱身凉，多呕便溏者，不可用生地、白芍。

凡血逆上焦，紫黑成块，或痛或闷，结聚不散者，惟宜行散，用郁金、泽兰、丹皮、丹参、童便等以行之，其甚者用醋炒大黄下之。

按：茜草、红花、苏木、肉桂等，能行经络中之瘀血，亦能动新血，故惟跌打伤为宜；郁金、童便、醋炒大黄等，能逐已离经络，而停聚胃脘之瘀血，且性凉下行，不动新血，故凡一切血症，有停聚胃脘者，皆可用之。

血有滑者，宜涩之，以龙骨、棕灰、白及、人中白、蒲黄、百草霜、五味子、乌梅、地榆、文蛤、椿白皮之属以上俱本《景岳》。

二十、失血十误歌

医家误，用茜根，茜根跌打最堪珍，概行逐瘀机关滑，自决河堤水不停。

除跌打伤宜用茜草、红花、藕节、苏木、三七、归尾、川芎、韭汁、桃仁、赤芍之类，以逐瘀外，其余诸失血症，皆不可妄行逐瘀，前总论及用药条下，俱已详细辨明。

附瘀血不去，则新血不得归经络，凡人饮食变痰，痰变血，皆由经络传连，以灌百骸，惟受跌打伤，则死血停聚于经络，阻新血归经之路，是以吐出；若诸火症，乃已归经之血，因热逼妄行，非因瘀阻而后出，何得逐瘀以止吐，世人错解在血不归经句，是以用药多讹。

医家误，用参、耆，气虚不摄始相宜，若是阴亏阳气旺，翻江倒海祸尤寄。前气虚不摄血条下，业已辨明兹不赘解。

医家误，用桂附，霹雳上腾须下注，若是覆证天上火，何堪再把硝黄付。

按：格阳失血症，系下寒上热，昔人配纳音霹雳火，如夏至阴生，则水底寒冷，龙雷阳物，不得不上遁，必待冬至阳生，然后雷收龙蛰，人身之相火，亦即龙雷，肾寒则龙雷不安位，是以上焦多热，宜用桂、附引火归源者，只此一症耳。至于阴虚火动，昔人配纳音覆灯火，如膏油将干，灯盘火炽，此时只宜添油，不宜添火，所谓壮水之主，以镇阳光者此也。又如外感六淫为贼火，内伤辛热为胃火，皆有余之实火，昔人配纳音天上火，如夏日赫炎，赤地千里，必待凉风骤起，大雨滂沱，然后怫郁顿除，故黄连解毒，及白虎抽薪，均不嫌直折其火也，若于此二症，亦用桂、附，是于火焰中投以硝、黄，天乎冤哉。

医家误，昧重轻，失血原来有外因，浪说真虚投补剂，犹如逐贼预关门。

外因如感寒失血，伤暑失血，过啖辛热失血之类，皆标病宜治标，不得妄用补剂以益疾。

医家误，不辨症，传闻草药通同进，纵然医好两三人，也是行险以侥幸。

刻下有口传草药，并无性味可查，又不问何等失血，辄敢妄行投治，又有拘守成方，以为可以统治诸般失血者，皆不可妄信。又按：止血药多属清凉，若遇脏寒失血，须用桂、附、炮姜等，以开水解冻，岂可概投凉药。

病家误，不节劳，血宜静养务逍遥，终日奔波闲不得，营气周身似海潮。

血即汗类，劳则汗出，血亦随升，明者深思自得。

病家误，不忌口，煎熬辛热并醇酒，纵然朝夕服汤丸，杯水车薪何可救。

辛热不但鸡、鱼、鹅、羊、姜、椒、麦、面之类，即胡桃、龙眼、韭菜等，亦能动火滑血，世人未必知之，细查本草自明。

病家误，欲不节，勺水那堪闾尾泄，天一天一即肾水也损时根本伤，滋补真阴亦无益。

病家误，多恼怒，恼怒无非些小故，肝火上腾血亦升，犹如轻车就熟路。

诸般误，要推详，莫待临危始着忙，咳嗽骨蒸兼脉数是已成痨瘵，故不可救，体夸妙术有青囊。又按：咳嗽日久则金伤而水源已绝，骨蒸则湿热生痨虫，故难治。

二十一、附小儿吐血

《锦囊》曰：小儿吐血，属胃者十有八九，更有尚在襁褓而吐血者，多由重闱暖阁，火气熏迫，或大人过啖辛辣，流于乳络，儿饮之后，停滞不散，积温成热，或吐或衄或尿血者有矣，若久嗽气逆，面目浮肿而嗽吐血者，是肺虚损也，宜随症治之吐血宜辰胶散。

二十二、附衄血
衄汝六切，血从鼻出也。

《景岳》曰：凡衄血之由内热者，多在阳明经，治当以清降为主。微热者，宜生地、芍药、天冬、麦冬、玄参、丹参，或局方犀角地黄汤、生地黄饮子、麦门冬散之类主之；热甚者宜芩、连、栀、柏等，或加减一阴煎；若兼头痛口渴者宜玉女煎、白虎汤之类主之；或阳明热极，下不通而火壅于上者，宜拔萃犀角地黄汤之类，通其下而上自愈。

又曰：衄血之由外感者，多在足太阳经，观《仲景》曰，伤寒脉浮紧，不发汗，因致衄者，麻黄汤主之。

又曰：伤寒不大便，其小便清者，知不在里，仍在表也，宜发汗，若头痛者必衄，宜桂枝汤。成无己曰：伤寒衄者，为邪气不得发散，壅盛于经，逼迫于血，因致衄也，麻黄汤、桂枝汤治衄也，即是发散经中邪气耳。

按：此论治，则凡伤寒因衄而得解者，即所以代汗也，不必治之，若虽见衄，而脉仍浮紧，热仍不退，是必衄有未透，而表邪之犹未解耳，故仍宜麻黄、桂枝等汤。然此二汤，乃《仲景》正伤寒之治法，倘病由温热，而有未宜于此者，则但于伤寒门中宜于散剂中加清凉药择散剂之宜者用之。

又曰：衄血虽多由火，而惟阴虚者为尤多，正以劳损伤阴，则水不制火，最能动冲任阴分之血，但察其脉之滑实有力，及素无伤损者，当作火治。如前若脉来洪大无力，或弦或芤，或细数无神，而素多酒色内伤者，此皆阴虚之症，当专以补阴为主。若有微火者，自当兼而清之，以治其标；若虽见虚热，而无真确阳症，则但当以甘平之剂，温养其阴，务令阴气完固，乃可拔本塞源，永无后患，如一阴煎、三阴煎、左归饮、六味地黄汤之类，皆必用之剂，如兼气虚者，则五福饮、五阴煎之类，皆必用之。

二十三、附方

寻常习用者未全录。

加味香苏散

香附子　苏叶　甘草　陈皮　荆芥　防风　蔓荆子　秦艽　川芎

附子理阴煎

熟地　当归　炙草　干姜　肉桂　附子

大温中饮

熟地　白术　当归　人参　炙草　柴胡　麻黄　肉桂　干姜

理中汤

人参　白术　干姜　炙草

理阴煎

熟地　当归　炙草　干姜　肉桂

益元散

滑石　甘草

白虎汤 加人参名人参白虎汤

人参　石膏　知母　粳米　甘草

竹叶石膏汤

人参　石膏　麦冬　半夏　甘草　竹叶　生姜

犀角地黄汤
生地　犀角　芍药　丹皮

消暑益气汤
人参　黄芪　甘草　当归　麦冬　五味　青皮　黄柏　陈皮　苍术　白术　神曲　葛根　升麻　泽泻　大枣　生姜

镇阴煎
熟地　牛膝　肉桂　附片　甘草　泽泻

泽兰汤
归尾　赤芍　木香　丹皮　桃仁　泽兰　红花

复元活血汤
柴胡　花粉　当归　红花　桃仁　大黄　甘草　山甲

桃仁承气汤
桃仁　甘草　大黄　芒硝　桂枝

化肝煎
青皮　陈皮　芍药　丹皮　栀子　泽泻　贝母

一阴煎
熟地　生地　炙草　麦冬　白芍　丹参　牛膝

左归饮
熟地　山药　枣皮　枸杞　炙草　茯苓

小营煎
熟地　当归　芍药　山药　枸杞　炙草

三阴煎
人参　熟地　当归　炙草　芍药　枣仁

四阴煎
沙参　生地　麦冬　白芍　百合　生甘草　茯苓

五阴煎
治阴虚脾泻兼失血者。

熟地　山药　扁豆　炙草　茯苓　芍药　五味　人参　白术

徙薪饮
广皮　黄芩　麦冬　芍药　黄柏　茯苓　丹皮

清化饮
生地　芍药　麦冬　丹皮　茯苓　黄芩　石斛

加减一阴煎
生地四钱　茯苓一钱　玄参三钱　寸冬三钱,去心　丹参三钱　丹皮三钱　白芍三钱,生用　牛膝三钱　笔筒草根三钱　竹凌霄六钱　小泽兰二钱　棕灰三钱　血余三钱　白毛草根四钱　大黄炭三钱　童便引

此方之妙在理血而不动气，牛膝竹凌霄能降气，丹泽和血，且能泄血中之热，棕灰能塞血，用血余以引经，意颇周匝，按笔筒草，即土木贼，血虚则热，热则生风，风扬则血溢，用此以散风止血，犹崩漏之用荆防也，且《纲目》谓其能散郁火，故止血多用之，或加五灵脂，炒烟尽为度，大黄炭为末冲服，亦红见黑则止之义。或心多恼怒烦急，以致血不藏者，宜加朱砂冲服以泻心火，或怒气上冲者，宜加郁金末冲服以降气，酒伤者用枳椇根，血止后，宜用八仙长寿丸，加玄参、石斛、牛膝、龟胶以培真阴，或加白及以补损坏之隔膜，勿令从故道复出也竹凌霄即白薇。

又凡血滑甚者，用龙骨二三钱火煅，乌梅一二个加入前药中，煎服尤妙。

葛花解酲汤
葛花　西砂　豆蔻各一钱　木香一分　茯苓　人参　白术　青皮　陈皮各四分　神曲　干姜　猪苓　泽泻各三分

抽薪饮
黄芩　石膏　木通　栀子　黄柏　枳壳　泽泻　甘草

生地黄饮子
大生地　熟地　枸杞　黄芪　芍药　天冬　地骨皮　甘草　黄芩

麦门冬汤
生地　天冬　麦冬　桑皮　紫菀草　贝母　桔梗　甘草　五味　淡竹叶

玉女煎
生石膏　熟地　麦冬　知母　牛膝

温胃饮
人参　白术　扁豆　陈皮　干姜　炙草　当归

天王补心丹
生地黄　人参　玄参　丹参　麦冬　天冬　柏子仁　茯苓　五味　当归　远志　桔梗　酸枣仁

二阴煎
生地　麦冬　枣仁　甘草　玄参　黄连　茯苓　木通

辰胶散　治小儿吐血下血
阿胶炒　蛤粉各一钱　辰砂六分

上为末用藕汁白蜜调服。

按：辰砂小儿不宜服，小儿服之多痴迷，酌用石膏煅过或青黛等代之可也。

麦门冬饮
生地　当归　川芎　白芍　天冬　麦冬　黄柏　知母　五味　桑皮

拔萃犀角地黄汤

生地　犀角　黄连　黄芩　大黄

五福饮

加志肉、枣仁名七福饮。

白术　人参　熟地　当归　炙草

五味子丸

或酌加青黛海石亦可。

五味子 一两

上焙干为末，用蜜丸如弹子大，每用一丸，噙化，最能生津液润肺，清火止嗽，有外邪者禁用。

杀痨虫方

竹凌霄　百部　鳖甲　尖贝母　青蒿　乌梅

按：痨虫系阴虚湿热所生，得阴则化，宜用鳖甲、贝母之类，古方用传尸将军丸、神应地椒丸，似皆过峻，伤气血，不可用，上方尚平稳，可常服，录此以备採[1]用。

又按：人腹中之虫，有由寒湿而生者，宜用椒姜明雄之类，其虫得阳则化也，譬如天久干旱，禾苗生虫，得雨则虫绝，天久阴雨，禾苗生虫，得晴则虫绝，此自是阴阳气化互相消长之常，用杀虫药者，不可不知此理。

又按：湿热所生之虫，药内须加五谷虫，或人中黄，同前药水煎服尤妙，以其能利湿清热也。

逆挽天河方

人息心静虑，平身端坐，瞑目闭口，用舌抵上腭，俟津液满时下，以心意目，力送至丹田，一口复一口，常常如此，则心火降不刑肺金，肺金得养，则水源不涸，较用知柏泻火养胃者，强百倍矣，阴虚痨嗽，舍此更无妙方。

---

[1] 採：当作"采"。

卷五

猝倒门

方亭罗绍芳林一氏纂辑 / 仲男 文溥渊亭氏编次 / 门下生方问经史臣校字

一、总论

按：猝倒症，虚实标本不同，治法亦异，诸书分见歧出，未见比例之明，其有逐项分疏清晰者，又觉简篇冗长，难于记忆，因采辑诸书精意，作总歌以志之，而以内风、非风、外风为眼目，其药方亦各附于其中，庶不致临症惶惑耳。

二、总歌

猝倒昏迷说中风世人于猝倒昏迷不能言语俱谓之中风，概用风药治之，百无一愈，外风何能使猝倒《景岳》云：《内经》所载诸风皆指外邪为言，风自外入，必由浅而深，由渐而甚，自有表症头痛可据，并无猝倒昏迷、神魂失守之说。又曰：风为阳邪，不入脏，凡脏病，皆不可指为外风也。**诸风掉眩皆属肝**《内经》曰：诸风掉眩皆属于肝，言内风也，此是医家真主脑。**体阴用阳风火居**按肝属木，又为厥阴风木，少阳相火亦寄其中，体阴用阳，其性刚，主动主升，**土培水养木方好**有肾水以涵濡之，肺金清肃下降之，令以平之，中宫敦阜之土以培之，则寓柔和于刚劲，条达肠道，何病之有？按：三者之中尤以肾水为之本。**无何精血渐枯干**水不能涵木也，金不能平木，土不能养木，则木将枯干，按此症多在四旬以后，**槁木之中火欲燃**。按：此火非他，即阳气之变迁耳，惟其阴虚，是以阳亢则害，此即河间主火之说。又戴人云"莫治风，莫治燥，治得火时风燥了"，与河间意同。**外因内因一激发**或风寒外闭，激发其火，必先有头痛发热之因，脉或浮紧，身无汗，或不因风寒外闭，其人因愤怒抑郁，或过于劳作操心，均能激发其火，其脉或浮数，或沉数，始亦无头痛发热之症，身或微有汗，是为内因，临症必须细察。又此症属外因者，亦是些微感冒，即激动痰火，《锦囊》谓此症因外者少，因内者多，又曰血虚为本，风火痰谓标，其挟外感者，亦标中之兼症耳，总不可以外感为本重，若用辛温重汗之剂，则津液枯而内火愈炽矣。又外因即古书云风从外中伤肢体，痰火内发病心官也，内因即刘河间所云，五志过极，皆能动火也，**光芒迸出势燎原。召号封姨来相助**火动则风生，封姨风神也，风火家人自此占易家人卦，谓风自火出。**燥物伤津同肆毒**风能燥物，火能伤津，面赤舌强紧牙关或两手握固，或口眼歪斜，或双目哭出，或手足抽搦，皆风火相媾之象。又凡是火症，其面必赤，当与后条面青白对看，或牙关闭不能服药者，急用生白矾末或乌肉梅擦之，得酸则软而自开，切不可用金银器撬之。**风乘火势正飞舞，木随风起波涛鼓**风动则痰生，此条是血虚多火，因火而动之痰，与后条中寒痰、湿痰者不同，当细辨之。**十二银山滚滚来**脾胃之涎痰尽涌出，是以声如曳锯，**射潮空有三千**

弩些微干姜汁竹油无济也。**昏垫怀襄路不通**痰入脾之经络，人事尚明白，但不能语耳，痰入心包络，人事时昏时醒，痰入心窍，则全不明白，心脾二经脉皆络于舌本，痰涎阻窍，故皆不能言语，**天门地轴谁持主**神明不自主持，故猝倒也？**神仙掷下镇海珠**急则治标，古人于此症，皆用牛黄丸，但牛黄难得，且方中有冰片、麝香，亦非血虚者所宜，当用青黛、朱砂、海石、僵蚕、枯矾为末，童便、姜汁、竹油等冲服，或加皂角末少许，以清火化痰开窍，如实见火症、火脉及时令炎热之候，酌加酒炒黄连亦可；或因外感无汗，稍佐以羌、防、柴、葛等煎汤冲前药末服，或不因外感，微觉有汗，不必兼用风药；或因外感，而前医已疏表过，亦不必再用风药或痰盛不能服药，先用通关散吹之，次用阴阳水加食盐探吐之，然后服药，其甚者用稀涎散吐之；或仓猝无药，专用姜汁、童便灌，或醋炭熏鼻，亦可降痰；或大小便秘，宜用蜂蜜麻油等润之，不可骤用攻下。按：卷首瘟疫门所载朱砂症，全由外感郁火，故少壮皆有之，此症全由阴虚痰火内发，不专属外感，多在衰老之后，但初时治标之法亦略相似耳，**鱼鳖蛟龙齐伏俯**火清痰降，自无兴妖作怪之物。**海晏河清乐太平**谓人事，明白，语言能出也，或人事明白，尚不能言者，用龟尿和梁上倒悬尘，点舌下根即愈，所以生津液而透窍也，**从容灌溉珊瑚树**继则滋水养阴，以生肝木，如六味加归、芍、玉竹、阿胶、麦冬、北味，以及左归饮、小营煎之类。左归饮：熟地、山药、茯苓、甘杞、山茱萸、甘草。小营煎：当归、怀山药、白芍、甘草、甘枸杞、大熟地。所谓缓则培其本也，不可过用寒凉以伤胃气。**半身不遂亦肝风**半身不遂，多在猝倒之后，说本《临症指南》，**痰涎鼓入隧道中**入左手足则左不遂，入右手足则右不遂，左右皆入，则左右皆不遂，痰涎本无定向也，**神志恍惚语謇涩**亦心脾中之痰火尚未清也，即此可知为脏腑病，**此与周痹症不同**周痹症系外风中血脉不由猝倒，亦无神志恍惚，语言謇涩之状，但只是一身疼痛，或偏在左右手足耳，此经病非脏腑之病。**养血化痰通经络**宜用四物汤，加玉竹、瑞胶、丹参、血余、丝瓜筋灰、贝母、香五加皮、姜汁、竹油、或兼有外感，亦必微有疼痛，暂加秦艽防风，亦可或兼气虚加人参，若火盛加生地、黑芝麻、桑叶、龟胶亦可，如神气尚旺，脉息有力，顽痰阻闭经络难通，亦不妨稍佐山甲，以通经络，但在左者，宜用左甲，在右者，宜用右甲，用火炮研末，每次用前药冲服一二分，稍通即去之，**强分左右亦无庸**或谓右不遂属气虚，宜四君子汤为主，左不遂遇血虚，宜四物汤为主，皆不的。《医贯》曰：人身男女分阴阳水火，男子左属水，右属火，女子左属火，右属水，男子半肢风者，多患左，女子半肢风者，多患右，即此观之，可见以阴虚为主，又有一等人，身半以上俱无恙如平人，身半以下软弱麻痹，小便或涩或自遗，果属气乎属血乎，此亦是三阴之阴虚症也，不可不知，**治风治血千金诀**陈临川云：治风先治血，血行风自灭，宜抱定此旨以滋阴为主，自不支离。《医贯》注曰：半身不遂之症，发由根本，虽治得其要，仍多不效少涎必毙者，以其亏败久而发之骤病，虽新而藏已竭也，**见涉骑墙便不通**如既云：血不养筋，风阳上僭，始有斯疾，又主小续命汤，恣意驱逐，真是骑墙之见矣。**子痫昏眩诸痉病**子痫是妊妇忽然昏倒也，亦由血少血热之故，痫病即俗名扯风症，先标后本类相从先宜清火化痰，或兼疏外邪，继则滋水养阴都是一般治法，丹田虚冷肾阳越，又与前症稍有别诸书谓前症是肾之真阴不足，此是肾之真阳不足。猝倒无知口不言，火不归源风水溢《医贯》曰：痰涎上涌者，水不归源也，面赤烦躁者，火不归源也，惟桂附能引火归源，火归水中，水能生木，木不生风，而风自息矣，清上暖下药斯宜，按：此症必兼下体冷厥，小便清，脉必寸洪大而尺细微沉迟，不然何敢妄投桂附。地黄饮子真秘诀刘河间地黄饮子歌：地黄饮子山茱斛，麦味菖蒲远志伏，桂附苁蓉巴戟天，少入薄荷姜枣服，瘖[1]厥风痱能治之火，归水中水生木。注云：口噤身冷为瘖厥，四肢不收为风痱。以上内风作闭看以上诸症，其两手握固，牙关紧急，双目突出，形盛气满，其人有挣努之象者，固为闭症无疑矣，即平平常常，微觉痰阻神昏，尚无五脱形症，亦尚可作闭症看，但用药宜稍分轻重耳，又此闭字，皆是内有所闭，谓之内风属风可耳，《景岳》谓属者，犹年辰属鼠属牛之类，非真鼠真牛也，投方对症能为力。惟有脱症不可为，按：前症愈后不善调养，再发多成脱症。名医须要先机决，眼闭手撒并口张，头摇上视面如妆眼闭者，肝绝也，手撒者脾绝也，口张者，心绝也，头摇者，孤阳无主也，上视者，太阳为目之上纲，肾水枯血不能养其筋也，面赤者，阳浮于外也，鼻鼾遗尿涎流口鼻鼾者，息如睡鼾肺绝也，遗尿者肾绝也，口角流涎者，太阴脏气脱也，汗出如珠不可当汗出如珠者，营卫之气脱也，此是阴阳枢纽脱本无风之可言，《心悟》谓，寒风中脏多见脱症，治法虽可通，而理解尚不确，从何觅得反魂香，纵然留下古方在诸书谓此症，宜用大剂，参附浓煎，大补元气，以先其急，或微有痰阻，瀴瀴如水鸡声，于参附汤中加姜汁，随兼用熟地、当归、甘杞、枣皮之类，以培其阴，祁山六出尽心肠。其余中症更不一，皆与风字无相涉非内风，亦非外风，中食中食者，必醉饱过度，或着恼怒，以致食填胸中，胃气不行，猝然昏倒，或牙关紧急，宜用烧盐和阴阳水探吐之，或用独行九攻之，独行九大黄、巴豆、干姜各一钱，大黄酒炒，巴豆去油去壳。按：此症，下焦隔绝多手足逆冷，尺脉全无，见集解烧盐涌吐注。中气有中气是者，必得于盛怒之后其形愤然勃然，牙关紧急，脉沉弦而滑，胸膈喘满，身凉少痰涎，宜排气饮四磨饮之类，排气饮：枳壳、陈皮、泽泻、木香、乌药、香附、合香；四磨饮：人参、乌药、槟榔、沉香；久不醒者，用通关散吹之。有中气虚者，凡人气质虚弱，过于劳作，损伤元气，以致痰壅气浮，猝然昏倒，其形气索然，面青白，鼻息微，身微冷，脉微弱，此时将脱也，宜六君子汤，补中益气汤之类，此即东垣主气之说与中痰凡寒痰湿痰，阻塞清道，亦致昏仆不语中寒痰者，必形寒食冷，或在天气大寒之候，其脉必沉微迟，其人必口噤不语，口鼻气冷，手足厥逆，兼有冷汗微出，以阳虚不能管束于外也，面色必青白，宜姜汁、橘红、附片、吴萸之类，以散寒逐痰，凡中寒症，认法治法亦同此，但中寒症无痰涎，见张氏医通，中湿痰者，必肥白气虚之人，或嗜食肥甘、醇酒、乳酪之类，脉必沉缓，宜苍白二陈汤，兼寒加丁香、砂仁，兼热加焦柏之类，此即丹溪主痰之说，中

---

[1] 瘖：当作"喑"，后同。

暑有中暑者，必行旅长途，务农赤日，脉虚身热自汗溺赤，烦躁昏瞆，宜用清暑益气汤，或仓猝无药只用热童便灌之中恶有中恶者，凡登冢入庙冷屋栖迟，以致邪气相侵猝然错语，妄言或头面青黯，昏不知人，急用姜葱汤灌之，次用神术散调之神术散，即平胃散加菖蒲、合香，又有云：中恶即冷痧之类，可用刮法兼尸厥凡卒死不知人无气，而脉动，如故者为尸厥，乃正气暴为邪气所闭，此邪字当指鬼祟言，如梦魇之类，用菖蒲纳鼻，桂者舌下是通心神启阳气也，或剔本人左额角鬓方寸，烧灰和酒灌之立醒，或用鸡冠血滴鼻中或用通关散吹鼻孔皆可，或指定人中，久亦自醒，形症根源各不同，临时仔细参消息。若远要问真中风真中风是外风，《临症指南》云：真中风症，西北多，东南少，指点分明大不同，太阳表伤桂枝症太阳伤风，头痛发热恶风，脉浮缓，自汗，宜桂枝汤，按：风之伤人，浅则在皮毛为表症，深则在血脉筋骨为痹症，只此二说尽之，其曰：中腑中脏者皆支离不确，风痹疼痛治从中此即《内经》五风入痹之类，风痹症兼有寒湿，系外邪深入，故无头痛发热之表症或有汗，或无汗，而筋骨之痛如故久不能愈，又邪由外入，由浅而深，由渐而甚，即至沉疴不起，亦只是疼痛之甚，初不似外风之猝倒无知，神昏语涩，治法宜从中道以驱散外邪，兼养气血，说本《景岳》。① 外有嗜酒人，一身疼痛不遂，或手臂疼痛，麻木，系脾湿生痰，流入经络，不可与痹症系外感同论，宜用六君四物，加山甲、五加皮、桑寄生、苡仁、白芥之类，其湿热甚者，加芩、连、知柏，寒湿甚者，加砂仁、干姜，有外感者，加秦艽、独活之类。② 又治酒痰火手战手麻痹，或肿痛，用桂枝尖五钱，芒硝五钱，生甘草二钱五分，松节二钱五分，水煎服，按：芒硝能逐痰火用桂枝之横行以达于手，用松节以通关，用甘草之缓，勿令芒硝下泄意颇工稳，方见《尊生全书》，然必壮盛嗜酒无内伤者可用。③ 又有身无痛楚，神志清明，只是四肢不举，系湿热为病属痿症，亦不可与痹症同论，见《心悟》痿症门，宜用四君子加知母、黄柏、苡仁、当归、麦冬，大秦艽汤小续命大秦艽汤兼养血，小续命汤兼助气然终以驱散为主，方能治外邪，小续命汤系孙真人《千金方》，歌曰：小续命汤桂附芎，麻黄参芍杏防风，黄芩防己兼甘草，六经风中此方通。按：小续命汤，有热有凉，有攻有补，相济成功，最为稳妥。大秦艽汤，本《机要》，歌曰：大秦艽汤羌独防，芎芷辛芩二地黄，石膏归芍苓甘术，风邪散见此方尝。按：此方养血疏风兼清火，若无火，则石膏、生地黄、黄芩宜去，又按：风痹实症，药中须酌加威灵仙、穿山甲等，取效尤速，又必佐以培补气血之药，勿令过峻方妙，通经散滞最豪雄。自从诸家多误注，反议前人法未工诸家多以上二方，为治口眼㖞斜、神昏猝倒之症，投之辄败，旋生疑畏，反谓前人立法未工，不几视干将莫邪为无庸之物耶。内伤外感从今别，起死回生立奏功。

三、附口噤辨

《锦囊》曰：外邪口噤者，足阳明之病，颊车穴主之，盖阳明经络，夹口环唇循颊车，而诸阳经脉皆上于头，三阳之脉，并络颔颊夹于口，风寒乘虚而客其经，则筋挛急，牙关紧闭而口噤此属表寒口噤。又有风热太甚，痰涎滞膈，风喜伤肝，复能燥物，是以筋燥劲迫血口噤此属内热口噤。此皆是实邪之为病，而中风门之闭症也。若在脱症，则诸阳之气脱去，形骸管束为主，故口张舌纵不收矣按：廉泉穴在舌下，窍通于肾，津液之所出也，心脉系舌根，或阴虚而心火盛，或阳虚而气不摄，皆能令舌纵不收，故廉泉穴自开，而口流涎沫也。按：阴虚阳虚两说，当以脉症参之。

四、附喉瘖舌瘖症

《锦囊》曰：凡咽喉声音如故，而舌不能转运者，为舌瘖；舌能转运语言，而咽喉声音则无者，为喉瘖。舌瘖多由于心肾，喉瘖多由于肺胃，由心肾者，多由真水枯；由肺胃者，多由痰火风寒。

五、附五痫症

按：五痫症，本以痰涎上壅，猝然昏倒，声如曳锯，口吐涎沫，其形声有似羊、似犬、似猪、似马者，宜用生白矾、郁金子为末，随形症换引煎汤冲前药末服。歌曰：五痫皆是痰涎侵，须用白矾与郁金，犬肺羊肝猪属肾，牛为脾土马居心，犬用杏仁来作引，羊痫薄荷煮三分，马用麦冬牛大枣，猪痫黑豆任推寻。又方用虎骨烧灰冲酒服数次即愈。

又按：《集成》云：凡治痫症，务须大补中气，使脾胃健运，则痰自不作，此所以断痫之本也。

卷六

喉舌门

方亭罗绍芳林一氏纂辑 / 仲男 文溥渊亭氏编次 / 门下生方问经史臣校字

一、总论

按：喉痛一症，人每忽不经意。忽不经意，一遇此症，不过用玄参、桔梗、苏、荷、蒡子、甘草之类，轻者服之即愈，未见大害，及道光二十七八九年间，什锦德汉等处，得此症而毙者甚多，医皆束手，后有刻单方传送者，试之亦有应有不应，诚以不究其源，不尽其变，殊难执一说以应无方也。偶检喉症全书，所列共七十二症，所集共一百四十余方，目眩心烦，无从下手，亦聊以备恭考可耳。及阅《心悟》喉痛门，颇觉明晰不紊，然又过于简略，恐读者未能明其旨，医者难以周于用，因于扼要处点醒之，统举处详释之，缺略处添补之，庶不遗不赘，使阅者了然于平日，奏效于临时也。又查古人于喉症，有锁喉风等名，有金钥匙等方，子因有感而作歌曰：凡钥皆可开，妙在得其匙，匙钥不相合，纷纷欲何为，况兹咽喉地，一线系安危，虚寒与实热，形症本差池，温补凉泻异，何有一定规，探吐并针刺，因症制其宜，单方偏传送，其见亦拘墟，一匙开众钥，此理恐乖违，古方垂百四，又觉太多匙，匙多反自惑，急用难投机，不多而不少，巧比锻铁师，能识钥中窍，所需只数匙，挑剔反正用，转关在临时。

二、《心悟》原论

咽能咽物，通乎地气，喉能纳气，通乎天气，气之呼吸，食之升降，命之存亡系焉。咽喉之症，挟热者，十之六七热盛者，须于甘桔汤中，酌加芩、连、知柏等，挟寒者，十之二三宜用辛温之剂，而风寒包火者，则十中之八九凡寒包火者，外必有头痛、发热、恶寒等症，须于甘桔汤中加表药，如羌、防、柴、葛之类。古人开手一方，只用甘草、桔梗桔梗是喉症君药当重用，三因方加以荆芥，其他牛蒡子、薄荷、贝母、川连之类，皆由后人续补，可见咽喉之地，不可专用凉药，宜兼开发升散，所谓结者散之，火郁发之是已，按：喉症服药方内，多用桔梗、荆芥、苏荷等，吹药内，多用冰片、麝香、细辛等，俱寓有发散之意，若徒用凉药以抑制其火，则愈郁而愈结矣，又放血吐痰诸法，亦是发散之意，又喉症全书，有用滚水频洗手足者，亦是引热气散于四肢之末，或心火盛者，必兼利水，水如木通、泽泻之类，皆所以散其郁结也。及其火势极盛，寒剂方施，热结下焦，攻法始用，非得已也，学者，宜深思其意焉。

一曰喉痹，痹者，痛也喉痹但红痛不肿，不必用刀针，或服药，或吹药或用吐痰法皆可。《经》云：一阴一阳结，谓之喉痹，一阴者，手少阴心；一阳者，手少阳三焦也。心为君火，三焦为相火，二火冲击，咽喉痹痛，法当散之清之，宜加味甘桔汤。又有非时暴寒，潜伏于少阴经，越旬日而后发，名曰伏气咽痛。谚云：肾伤寒是已，法当辛温以散之，宜半夏桂甘汤半夏二钱、桂枝二钱、甘草二钱、姜三片，水煎服，《喉症全书》云：此方治非时暴寒少阴症，脉微细而沉，自汗，咽痛，下利名肾伤寒。复有少阴中寒之重症按：中寒较伤寒更甚，寒客下焦，逼其五根失守之火，发扬于上，遂致咽痛，其症手足厥冷，脉沉细，下利清谷，但用理中汤四逆汤。疗寒而咽痛自止，斯二者寒也，其他悉属热症。又按：喉痹症，除挟寒挟热之外，又有慢喉风三症，慢喉风者，虚火也，其色淡白，微肿而痛，或吐咯多痰，一因脾气虚不能敛纳元阳，以致浮火上炎其痛，多在上午，其人必四肢倦怠，不思饮食，其脉必虚软无力，或虚浮无力，宜用四君子汤，加桔梗、麦冬、五味、当归之类，一因肾虚不能镇约雷火，以致喉痛，其痛多在午后，但阴虚之症有二，一是阴中之水虚，其人必内热烦躁，其脉必细数无力，宜用六味丸加牛膝之类，此慢喉风三症，是参合《喉症全书》，及《心悟》外科之说，撮记于此，以备参考，切不可误作实火而妄用寒凉也，又慢字对紧字言，慢喉风或痛或不痛，属虚症。紧喉风无时不痛，属实症。又虚火症，亦有唇口舌齿生疮者，治法如前。又《喉症全书》云：阳症实症多是红肿外见，阴症虚症多不红肿。

二曰缠喉风，咽喉肿痛胀塞，红丝缠绕，故名缠喉风。其症口吐涎沫，食物难入，甚则肿达于外，颈如蛇缠，先用黄齑汁齑汁即今盐小菜之酸盐水也调玄明粉玄明粉即制炼过之朴硝也，其性较朴硝稍和缓少许，灌喉中探吐其痰凡吐法或鸡翎或鹅翎皆可，但须剥去两旁毛，只留尖稍寸许，细软而长，深入喉中探扫，方能取吐，若人之甚浅则多不能吐，凡遇当吐症，皆须识此法；次用蜜水润之。若齑汁不能拔痰，则用土牛膝即杜牛膝，俗名挖耳草，又名野烟菜，其子粘衣名鹤虱连根捣烂，和酸醋灌之。如顽痰胶固吐仍不出，咽喉胀闭不通，滴水难入者，则用解毒雄黄丸，极酸醋磨下七丸，自然得通。既通，可用牛黄清心丸，或加味甘桔汤。或肿势达外，延及颈项头面，红如火光，药力难敌，急用磁锋砭去恶血，用鸡子清调乳香末润之，立瘥；或用芭蕉根汁润之，以解其毒。若口中肿胀紫黑，急用银针刺去其血，或用小刀点之，随以淡盐汤洗之，吹上冰片散。更有肿在喉里肿在喉里，识之不见，必然饮食难入，针法难施，急于手少商穴刺出血，按：此必先用刮法，使恶血下聚于少商穴，然后刺之《幼科铁镜》云：少商穴在手大指拇背，近甲处，又《喉症全书》云：凡势急者，须兼刺少阴少阳四穴，在两手大指拇甲角尖，离一韭菜叶，又《心悟》外科门云：凡喉肿不刺血，喉风不吐痰，喉痛不放脓，乳蛾不针破，皆非治法。则喉花自开,仍以解毒雄黄丸灌之,自然通透。此等病势危恶,非吐痰解毒,煎丸并进,刀针砭石,按法善施,鲜克有济也。

三曰走马喉风,喉舌之间,暴发暴肿,转肿转大,名曰走马喉风,又名飞疡,不急治即杀人。用小刀点出血,淡盐汤洗之,吹以冰片散,仍服加味甘桔汤,加金银花一二两;若牙关紧急,则用搐鼻散牙皂细辛也是,吹鼻中,随用解毒雄黄丸,醋磨灌之,太乙紫金丹亦佳。

四曰缠舌喉风,硬舌根而烂两旁,急服加味甘桔汤,吹以冰片散,缓则不救,若有烂处,以头发作筹子,用甘草汤洗净,然后吹药。

五曰双单乳蛾,壮如乳头,生喉间,一边生者名单乳蛾,两边生者名双乳蛾,宜用蒟菜汁调玄明粉,吐痰涎,吹以冰片散,随服甘桔汤,自应消散,若不消散,以小刀点乳头上出血立瘥《景岳》云:乳蛾乃痈疖之类,故多致出毒,宜刺出其血而后愈,若缠喉风,则满片红,肿多不成脓,亦不必出血,但使火降而肿自消此治法之稍有异也,凡针乳蛾,宜针头尾,不可针中间,鲜血者易治,血少而黑者难瘥。凡用刀针血不止者,用广三七末,嚼敷刀口上即止,凡使刀针,不可误伤蒂丁,损则不救,慎之慎之蒂丁俗名花舌子解见《喉症全书》,大约即咽舌子,又曰:凡用针法,可认定有脓,头高亮处针之,其针不可深入,只从下向上挑去脓血,挑字只是挑破皮肤,不令深入之意,又查脉诀规正内景真传说曰:其喉间如小舌垂下者,名曰:悬壅,乃发生之机也,再下又有会厌,居吸门之上,其大如钱,为声音之关,薄而易起。音快而便,厚而迟起,音慢而重。

六曰喉疔,形似靴钉钉形长而尖小,蛾形扁而圆大,但差长耳,先用小刀点刺随用冰片散吹之,以甘桔汤多加菊花煎饮之,菊花连根带叶,皆消疔之圣药也,每服四两煎汤顿服,一切疔肿皆散,自然汁尤效。

七曰木舌重舌《幼科铁镜》云:木舌者,其舌肿硬填日也,重舌者舌根下复生小舌也,莲花舌,此皆心火炽盛致然也,用水洗去舌上白垢,若有黑处,用小刀点破去瘀血点字最轻最妙,不宜深入,吹冰片散,服甘桔汤加黄连。按:心火郁结必加木通、茯苓之类,使热从小便出也。若莲花舌,靠牙而起数峰,中不可针,宜针两旁,针中间,恐伤舌下根《幼幼集成》云:凡针舌,只宜针舌尖及两旁,切不可针舌心及舌下,犯之令出血不止,伤则不能收功,凡口内使刀针,有两处不可伤,一蒂疔,二舌下根,切记不可犯之,至要至要,又舌衄症,出血不止,于甘桔汤内,倍加生地、丹皮主之,冰片散亦可吹。

八曰悬痈,生于上腭,形如紫李,此脾经蕴热所致,不急治恐毒气上攻脑,则不可救，宜用银针刺破痈头，用盐汤搅净瘀血，然后吹以冰片散，仍服加味桔梗汤。

九曰兜腮痈，生腮下，绕喉壅肿，先用齑汁调玄明粉，搅去其痰，再看其紫黑处针之，以盐汤搅去其血，吹以冰片散，仍服甘桔汤，若饮食不入，急用解毒雄黄丸，醋磨下七丸，大凡腮痈，脓从口中出者易治，脓从腮外出者难痊，穿破故也。

十曰喉疮，少阴肾经阴火上冲也，宜用齑汁调玄明粉探去其痰，若疮势灌脓，以银针挑破，随用荆芥汤洗之，再吹冰片散，饮以甘桔汤，其上腭生疮脾热也，舌上生疮心热也，吹服如前法。

十一曰走马牙疳，牙间红肿，渐变紫黑臭秽，此胃经湿热也，以午后汁，万年干，煎水漱之，再吹同气散，速服清胃散。

十二曰牙痛，牙旁肿痛如豆大，脾胃二经湿热也，可用小刀点破，吹以冰片散，仍服清胃散，又牙宣症，牙根尽肿，宣露于外，或齿衄不止，煎服前方，仍用陈茶、薄荷、金银花等频服之，再用冰片散搽之。

十三曰喉瘤，生于喉旁，形如圆眼，血丝相里此脾经蕴热所致，不可用刀针，宜吹麝香散，服甘桔汤，切忌多言耗神，有一人口内生肉球，有根线，长五寸余，吐球出，方可饮食，以手轻捻，痛彻至心，因用疏风降火药，每服加麝香五分，仍用麝香散吹之，三日根化而愈。

十四曰茧唇，唇上起小泡，渐肿渐大如茧，此心脾郁热所致，初起时即用艾绒如麦粒大灸之，仍服甘桔汤，加香附远志之类。

十五曰肺绝喉痹，凡喉痹日久，频服清降之药，以致痰涎壅于咽喉，声如曳锯，此肺气将绝之候也，法在难治，宜用人参膏加橘红汤纵饮之，设无参膏，即用独参汤加橘红亦可，每参一钱，用橘红一分，早服者，可救十中之二三，迟则不救矣，或用四君子汤亦可《景岳》云：凡喉痹而过于攻击，多致中气内虚疼痛外逼，元阳飞越，脉浮而散或弱而涩，以致声如鼾睡，痰如拽锯者，此肺胃垂绝之候，速宜挽回元气，以人参一味浓煎饮之，痰多者加竹沥、姜汁，如迟则不救。

十六曰经闭喉肿，女人经水不调，壅塞经脉，亦令喉肿，宜用四物汤，加牛膝、茺蔚子、香附、桃仁之类，俾经脉流通，其肿自消也，又有梅核气症，男妇皆同，喉中如有物，吞之不入，吐之不出，宜用甘桔汤加苏梗、橘红、香附、金沸草之类，渐次可愈。

凡治咽喉口舌之症，初则疏风解毒，继则滋水养阴，若元气渐虚，急顾脾胃，如六味滋水，四君补脾，皆为要药，否则真气败亏，势难挽矣，治者审之，以上俱本《心悟》。又按：凡舌喉间症，日久糜烂，当从治，如用同气散、冰片散吹捻，及午后年干漱洗之类，然每难于为力，故务须慎之于始，又治糜烂，必用年干五谷虫者，惟其能以秽除秽，亦从治法也。

三、附方

加味甘桔汤

甘草　桔梗　蒡子　荆芥　贝母　苏荷

水煎服。方中桔梗必须重用，或加细辛二三分，方能散结开郁；若热盛，加黄连；若口渴、唇焦、舌燥、便闭、溺赤，更加芩、柏、山栀、大黄；有肿处，加金银花三五钱。

又按：紧喉风于此方中，加人中黄三五钱尤妙。

解毒雄黄丸

雄黄 一两,研细水飞　郁金 一两　巴豆 三十五粒,去油

歌曰：喉症治多方，吐法尤要紧，逐瘀破痰涎，雄黄郁金等，巴豆作先锋，奏效在俄顷，君不见，过关斩将不留停，赤兔青龙威凛凛。

共为末，醋和丸，如黄豆大，每服五七丸，研末清茶下，用鹅翎探扫，吐出痰涎，肿痛即消。《喉症全书》云：此方用治锁闭缠风痫痹疔肿，牙关紧急，不省人事，上焦壅塞，一切热毒。《集解》云：此方本丹溪所制，以热攻热，热则流通，此从治法也。吴鹤皋曰：喉痹急症，缓治则死，雄黄能散结气，郁金能逐瘀血，巴豆能下稠涎，丹溪生平不用厉剂，此盖不得已而用之者乎。或又云：此方本华佗所制，内多皂子一味。

冰片散

鸡内金　冰片　明雄　靛花　黄柏　黄连　人中黄　甘草　蒲黄 炒　铜青 煅　玄明粉　硼砂

歌曰：冰片散中硼明雄，黄柏靛花甘草充，蒲黄铜青兼明粉，黄连鸡内与人中。

共为细末吹患处。一方加儿茶、麝香。

漱口方

午后汁 即白马粪也　　万年干 即粪碱也,焙焦为末

用年干三钱，午后汁二钟，漱口去疳毒，再用同气散吹之。

同气散

人中白　苏荷　黄连　细辛　青黛　冰片　五谷虫　硼砂

歌曰：中白苏荷五谷虫，连辛青黛并水硼。

共为极细末吹患处。

清胃散

升麻　生地　黄连　连翘　丹皮

歌曰：清胃散中升麻连，连翘生地牡丹全。

水煎服。

冰黄散

止牙痛神效。

牙硝　硼砂　冰片　明雄　麝香

共为末用少许搽牙。

麝香散

麝香　冰片　黄连

为末吹患处。

补录《喉症全书》方

稀涎散

白矾 四钱　牙皂 一钱

共为末，白水冲服一钱，随探吐之。治喉症多痰涎壅肿。

桐油钱

治喉风喉痹。

用温汤半盏，加桐油二匙和匀，用鹅翎蘸油探入喉中，连探四五次，其痰涌出，再探再吐，以人苏声高为度。

金箍散

治一切腮颔焮肿，并一切无名肿毒。

川大黄 一两须用草包好，入粪缸内浸三日取出晒干入药　　五倍子 三钱炒　　芙蓉叶 阴干一两　　蜂房 三钱蜜炒　　白及 一钱半　　羌活 一钱半　　黄柏 一钱半

共为细末蜜水调敷肿处周围中留一孔出毒气频润之。

吹喉散

鹅管石　青黛　苦参　苏荷　真冰片　麝香

共为细末吹喉，其轻者即愈。

按：鹅管石极肖喉管取其类也，其性慓悍能通关利窍，故取效甚速。

四、附齿衄

《景岳》曰：一血从齿缝牙龈中出者，名曰齿衄，此手足阴阳二经，及足少阴肾家之病。盖手阳明 大肠也 入下齿中，足阳明 胃也，入上齿中，又肾主骨，齿者骨之所终也，此虽皆能为齿病，然血出于经，则惟阳明为最，故凡阳明火盛，则为口臭，为牙龈腐烂肿痛，或血出如涌，而齿不动摇，必其人素好肥甘辛热之物，或善饮胃强者，多有阳明实热之症，宜内服抽薪饮清胃散等剂，外以冰片散敷之。冰片散 生石膏一两、硼砂七钱、冰片三分、姜[1]蚕一钱，共研细末，装瓶收贮，敷之吹之。

一阳明实热之甚，大便闭结不通，而齿衄不止者，宜调胃承气汤下之。

一肾水不足，口不臭，牙不痛，但齿摇动不坚，或微痛不甚，而齿缝时多出血者，此肾阴不固，虚火偶动而然，但宜壮肾水，以六味地黄丸、左归饮之类主之。或其阳虚于下，而虚火上浮者，宜八味丸之类主之。

一阴虚有火而病为齿衄者，其症或多燥渴，或见消瘦，或神气困倦，或小水短涩而热，或六脉浮大而豁，此虽阳明有余，而亦多少阴不足，宜玉女煎主之 按：此方宜加炒荆芥、北细辛，治阳明火盛牙痛亦妙，下齿痛甚者，宜加枳壳以泻手阳明。凡属阴虚

---

[1] 姜：当作"僵"，音近而误。

有火者，则惟此煎最妙，然必大便多实者，乃可用之。若大便滑涩而出，齿亦隐隐而痛，多欲者每犯之。阳明气血俱多，火旺则血如潮涌，善饮者多犯此。又曰：阳明症，多兼风壅，宜兼用祛风之药_{凡牙痛症亦可依此条治之}。

五、附舌衄

《景岳》曰：凡舌上无故出血如缕者，以心脾肾之脉，皆及于舌，若此诸经有火，皆能令舌出血，用蒲黄炒焦为末敷之，或炒槐花为末掺之，或冰片散敷之亦可。若火之甚者，仍须用汤饮等剂，以清心、脾、肾三阴之火。

卷七

痉病门

方亭罗绍芳林一氏纂辑 / 仲男 文溥渊亭氏编次 / 门下生方问经史臣校字

一、总论

查痉音擎上声病，古人谓之风强症，《锦囊》谓痓音智即痉字之误。古虽有痉痓之名，然主方皆从同，则痉痓非二症也。古称痉症，独摇头，卒口噤，项脊强直，背反张，然手足伸缩不已，为瘈疭瘈疭音炽纵，搐搦搐搦音触诺，皆一伸一缩之象也，《医贯》曰：火燥则木急，故发搐搦，为抽掣，皆痉之类也，不过经络异而形象亦殊耳。是以诸书谓独摇头，按：头摇有二症，一阳根于阴，若心气绝，则阴竭，孤阳无根，不能自主持，故头摇。一风感于上，风主动，故头摇。心绝为虚，虚者能言；风盛为实，实者不能言，见《锦囊》。卒口噤，项脊强直，背反张，为太阳痉，以太阳之经行于身后也。头低视下，手足牵引，肘膝相构，为阳明痉，以阳明之经行于身前也。眼目斜视，或左或右，及一手一足搐搦者，为少阳痉，以少阳之经行于身侧也。究乎其原，虽有外感内伤之不同，总由血枯津涸，筋失所养，虚风内动，或挟痰火，是以有此形症，总宜以养阴为主，所谓"治风先治血，血行风自灭"者也，世俗人通谓之扯风，概以风药投之，则血愈燥矣；或以重坠药镇之，则邪愈陷矣。

二、拘急非痉辨

查伤寒太阳条下，有四肢拘急拘急者，只是不舒展活动之意，盖因伤寒凝血涩也，身热头痛，脉浮紧之说，宜辛温以汗之，寒邪直中三阴，脉沉细，身痛，下利清谷，或身体厥逆，口噤不语，四肢摇战，或冷汗自出无阳以护外，故冷汗自出，无热恶寒，宜姜附汤，或附子理中汤加肉桂，此皆寒则拘急之谓。按：寒而拘急者，初起即见，热而拘急者，必由迁延而成。于痉病主血虚者不同，且形象兼症亦各异。

三、三阳外感痉症

太阳痉，口噤头摇，背反张，古称有汗恶风为柔痉，无汗恶寒为刚痉，又有挟寒挟湿之说，通用小续命汤加减治之，然查《景岳》论痉，谓风散气故有汗恶风，寒涩血，故无汗恶寒。《锦囊》谓有汗者表虚，无汗者表实，仍照伤寒例解刚柔二字最明晰，不必纠葛"湿"字。又谓精血不亏仲景太阳篇，亦有太阳病发汗太多，因成痉之说，则痉由精血亏少可知，虽有外邪，亦不至病痉，故凡见此症，邪甚者，兼治其邪；邪不甚者，并不治其邪。《伤寒辨证》谓痉病皆肝虚生风之象，虽有表邪不可过用汗药，古有防风当归散之例，防风、当归、地黄、按：地黄滞膈，内有痰者，用玉竹代之。人参、炙草、芍药、羌活，皆于大补气血之中，微加逐邪之品，或有汗表虚者，酌用四物汤加桂枝，此皆痰火不甚，按：痰火不甚者，虽有反折搐搦，尚不甚昏愦，口微噤，亦尚能言。只宜滋阴发汗也。若兼痰火炽盛，亦须佐以清火化痰之品，如僵蚕、贝母、黄芩、胆星、石膏、枳壳、青黛之类；其或内郁痰火，壅闭之甚，昏愦全不能言者，亦可暂从标治，用开关擦牙吐痰之法权为疏风通窍；或便结者，微加酒军以利之，继以滋水养阴方好。

按：此症皆由阴虚兼有外感，不为疏散，以致风热内郁，痰涎滞膈而然，盖风喜伤肝，复能燥血，是以筋燥急反张，瘛[1]疭而口噤。景岳谓：逐邪之中，尤当补养气血为主者也。又按：此症，必多目赤面赤，小便臊臭而赤，大便或秘结，或协热下利而臭，方合阴虚风火易炽之象开关，用通关散吹鼻取嚏，吐痰用僵蚕焙为末，加姜汁开水调灌，或姜汁童便开水冲服，俱用鹅翎探吐，口噤不开，用乌梅肉加冰片少许，捣和擦牙自软而能开，或用细辛代冰片亦可，或单用乌梅肉亦可，生白矾末亦可。按：牙龈属阳明胃土，得酸则软亦是木克土之义，见《锦囊》。

低头下视，手足牵引，肘膝相构，为阳明痉。此仍指阳明经痉，《心悟》未立方，《锦囊》谓宜下之，是误认为阳明腑症也阳明腑另是一症抄在后。大约阳明经痉，宜仍仿太阳经，用防风当归散之例，而以葛根、升麻，代防风、羌活可也，其余清火化痰开窍，补养气血诸法，仍如太阳痉症。

眼目斜视，一手一足抽掣者，为少阳痉，《心悟》未立方，《锦囊》谓：宜和解之，大约宜仿太阳经，以柴胡代防风、羌活，其余清火化痰开窍，补气血诸法，仍照太阳，亦有三阳合病，反折搐搦并见者，酌用三经药治之。

以上皆三阳表邪为痉，治法皆兼治外邪，然必初起未经汗下，兼有头痛身热者，方是血虚兼外感也。

四、阳明腑痉

《心悟》曰：凡口噤胸满，卧不着席，脚挛急，大便闭结不通，必龂齿即俗名

---

[1] 瘛：原文为"瘈"，本书中该症有"瘛""瘈"两种写法，当据改，后同。

错牙齿，此胃腑有实热燥粪，烧枯津液，故筋急为痉，宜用三乙承气汤下之。

按： 此症津液已枯，似不若用玉烛散，黄龙汤下之为妥。

又按： 此症必舌黄干燥或舌黑而有芒刺，总因伤寒传里当下，失下遂有此症。又按：《伤寒辨证》云，仰面开目为阳痉，合面闭目为阴痉，大约即指此胃腑实热，与寒邪直中三阴者为言，其余皆属血虚，似难以目之开闭分阴阳也，存参玉烛散（熟地、当归、川芎、白芍、芒硝、大黄）、黄龙汤（芒硝、大黄、枳实、厚朴、人参、熟地）。又按：阴痉乃似痉非痉，详辨在前拘急非痉条中。

五、误治变痉

仲景"太阳篇"曰：太阳病发汗太多遂痉，风病误下之亦痉，诸亡血家兼跌扑破伤在内，或破伤后风从孔入，名破伤风，亦多发痉，须于大补气血之中，兼用去风之药，又《金匮》有独圣散，治破伤风，久未愈，手背强直，牙关紧急，用蝉蜕五钱，去头足为末，酒煎服之，立苏疮家，及新产妇误汗之亦成痉，观此数言则痉之由于津枯血少可知，太阳如此，阳明少阳何独不如此。

又按： 此系误汗下伤其津液而成，已无外邪可治，亦不必定为血热宜清，故古人多用大建中汤，加减治之大建中汤：人参、炙草、当归、炒芍、桂枝、黄芪、法半、附片、姜枣。

凡阳邪为病，或温热之候，误投热药而变痉者，察其尚无下症，宜滋水养阴，兼以清火化痰，平肝息风之法，如用玉竹、花粉、黄芩、生地、贝母、僵蚕、当归、麦冬、柴胡、白芍之类。

六、内伤成痉

病人肝血不足，血燥生风，目斜手搐，用逍遥散，加人参、地黄、桑寄生主之。《经》云：诸风掉眩，皆属于肝是也。

久病后，或新产后，气血太虚，腠理不密，汗多成痉者，用十全大补汤，加桑寄生、勾藤[1]，如不应，急加附子。按：汗多成痉，必须收汗，始能止痉，似宜加入枣皮、北味子、枣仁之类。

---

[1]"勾藤"即"钩藤"，后同。

七、痉病总歌

风强症痉病古名风强病，本血亏，或兼外感势凶危。论治法，血为主，但解祛风是庸腐。

卒口噤，项脊强，头独摇反张属太阳，有汗柔痉无汗刚痉，表虚表实各分彰，当归散用防风、地黄、参、草、芎、羌逢，大补中，兼散表，无汗服之真个好，或有汗，是表虚，四物汤中加桂枝或加生西芪、防风尤妙，此皆是，痰火微，滋阴发汗最相宜，痰火盛，又有异，化痰清火兼标治，或加贝母，或僵蚕，黄芩、胆星、石膏攒，倘昏愦，不能语，可用通关吹鼻里，或吐痰，或通便，活法圆机随处见。

头视下，肘膝构，此是阳明痉病候。法宜仿，太阳经痉药，羌防可易为升葛。

目斜视，左右手足抽搐，少阳痉病最堪忧，仿前太阳痉病药，去羌防，柴胡加上最神良若二经有汗，亦各加桂枝。挟痰火，都一律，二经治法不赘说谓阳明，少阳，挟痰火，亦同太阳治法也。

三阳症，要分明，未经汗下见真因，有头痛，有身热，方是血虚邪气客以上属三阳表症。

若口噤，大便结，胸满卧不能着席，足拘挛，口龂齿，胃腑实热方如此，有燥粪，津液干，黄龙玉烛补攻兼，误汗下，亦成痉，亡血疮家产后并。伤精血，无别方，加减建中好商量，温热症，投辛热，火盛津枯痉病得，急滋水，急养阴，平肝息风把火消，燥生风，肝血不足，目斜手搐逍遥服，或加人参，或加地黄，桑寄生加也不防，久病后，新产余，气血大虚痉勿疑十全，大补汤，加勾藤桑、寄生、附子效通神。

八、孕妇发痉

即子痫症。

《心悟》曰：娠孕中血虚受风，以致口噤，腰背反张，名曰子痫，其症最暴且急，审其果挟风邪有外邪者，必先头痛身发寒热，宜加减羚羊角散定之，若兼怒动肝火，佐以逍遥散加人参加减羚羊角散：羚羊角、独活、当归、防风、茯神、甘草、桑寄生、人参、勾藤、川芎、生姜、大枣。

《锦囊》曰：孕妇痰涎壅盛，忽然僵仆不省人事，或时发搐，是血虚而阴火炎上，鼓动其痰，左脉微数，右脉滑大，名曰子痫，宜四物养血，酒芩清热，二陈化痰理气。故《机要》云：风木为热，热甚则风动，宜静胜其躁，是养血也。

又按：子痫症，无论有外邪无外邪，多有痰壅气闭，不能服药而死者，宜先用吐法，或橘红淡盐汤，或姜汁童便对开水服，后用鹅翎探吐或单用淡盐汤，鹅翎探吐，醒后再服药亦可。

九、附小儿急惊慢惊症

世俗所稍惊风，即儿科之痉病也。

庄在田福幼编，专治慢惊，谓由寒凉克削而成，急宜温补脾肾明且确矣，然究其致慢惊之由，皆由于不察小儿内伤外感，强立惊风名色，故用药乖讹，变成慢惊，兹并将急惊风之误辨明，与庄论并传于世，使源流本末，触目洞然，庶曲突徙薪，不待焦头烂额耳。

十、急惊风

《临症指南》曰：小儿阴气未充，凡外感之风温风热以及寒邪化热，并一切燥火诸症，最易伤阴，阴伤则血不营筋，液伤则脉络涩滞，热盛亦能使内之木火风痰，相继而起，故搐搦、瘛疭、口噤所见之症，与受惊者类，而实不由惊而得嘉言亦同此论。《景岳》曰：小儿真阴不足，柔不济刚，最易生热，故急惊由于风热，慢惊由于脾肾之虚，皆非由惊而得。《幼幼集成》曰：小儿之症，内伤外感，皆与大人同，惟是阴血未充，不耐壮热，热甚则神志昏闷，阳亢必津液受伤，血不营筋，则手足抽掣，此症与《内经》诸热瞀瘈音务，人事昏闷也瘈音炽，手足搐掣也皆属于火之例相符，务宜求邪以治，用药与大人相仿佛，凡五六岁以上者，药当减半，四岁以下者，四分之一可也，又肠胃柔脆，少有差误，为害不小。又曰：痉病非只一端，男妇皆有，不特小儿为然，然男妇病此，医者皆从太阳厥阴，循经救治，未闻以惊风之治治痉者，独小儿以惊风命名立治，皆宋人之传讹也宋钱仲阳，始有惊风之名。盖小儿伤寒最多，由医者治不如法，遏其表邪，莫能外解，故壮热不已，遂变为痉，外痉有头项强，背反张，目上视，此《金匮》所谓能仰不能俯者，属太阳太阳经脉，行于身之后，故有此症，则称天吊惊；眼目下窜，即《金匮》之颈项几几音殊，项不舒也，海藏之低头下视属太阳阳明合病阳明经脉，行于身之前，故有此症，则称看地惊；两足掣跳，即海藏所谓肘膝相构，属阳明，则称马蹄惊；两手牵引，即海藏所谓左右搐搦属少阳少阳经脉，行于身之侧，故有此症，则称弯弓惊；伤寒病痉，误用惊药，津液愈耗，筋脉受伤，遂致两手拘挛，已成不治之症，乃尤称鹰爪惊；虚症肆行攻伐，乃致脾败胃绝，四肢散曳，则称撒手惊；至于阴寒腹痛，面青口撮，口吐白沫，曰鲫鱼惊；脾虚生热，舌络紧急，不时舔舌，曰蛇丝惊；蛔虫贯膈，大叫一声即昏闷不省，曰乌鸦惊；儿病作热，本为常候，曰潮热惊；饮食停滞，胸腹饱闷，曰膨胀惊，更有诸多不通名项，不能枚举。夫以上诸症，皆表里寒热分明，症候显然可据，而若辈不究病源，妄立名色，概以惊风目之，设也人病阳明内实，踰垣上屋，则将名飞天惊；阴极发躁，欲坐卧泥水中，则将名擗地惊；少阴昏沉嗜寐，则将名瞌睡惊，其可通乎。故小儿诸病，总宜循经救治，辨内伤外感，表里寒热虚实，与大人一例治，切不可加以惊风名色，妄用脑、麝、金、银、全蝎之类也。

十一、小儿外感成痉

即急惊风之类。

《幼幼集成》曰：刚痉无汗，柔痉有汗，小儿刚痉少，柔痉多，而且肌肤薄，腠理疏，不胜危急，无论有汗无汗，只宜解肌治痉。

十二、附方

桂枝葛根汤 本海藏

嫩桂枝一钱　炙草一钱　粉干葛一钱五分　老生姜一钱　大红枣三枚　白芍药一钱五分

水煎热服，仍欲微似有汗，庶风邪自出，而汗孔自闭，但不可令其大汗，致伤荣气，此方治伤风项背强，身热自汗柔痉，盖邪在太阳，微兼阳明，用此通其营卫，则外受之邪有出无入，其所全甚大。

桂枝加川芎防风汤 本海藏

嫩桂枝一钱五分　白芍药二钱　北防风一钱　正川芎一钱　甘草一钱　老生姜一钱　大

红枣_{三枝}

水煎热服，此方不特治痉，凡小儿外感，初起发热，不论有汗无汗，皆宜用之，效捷桴鼓，人所未识，治发热自汗柔痉，比前方药性微轻。

柴胡加防风汤 本海藏

官拣参　北柴胡　制半夏　北防风　黄芩　炙甘草　老生姜　大红枣

水煎热服，治汗后不解，乍静乍躁，目直视，口噤，往来寒热，此证太阳阳明已罢，邪尚未解，传入少阳，半表半里，故以小柴胡汤，加防风和解之，不使之入里也。

防风当归汤 本海藏

北防风　当归身　正川芎　大生地

净水煎热服，治发汗过多，发热头摇，卒口噤，背反张者太阳兼阳明也，宜去风养血，速救阴荣，以静瘈疭也。

栝楼根桂枝汤 本《金匮》，如时令炎热，或小儿素多火，可加酒芩，此即仲景阳旦汤之意也

栝楼根　嫩桂枝　白芍药　老生姜　甘草_炙　大红枣

水煎热服，荣卫既和，微汗而解。按小儿发热，身体颈项俱强，在幼科必以为惊风矣，孰肯认为太阳阳明之病痉，而用此开通荣卫之方，若早知为伤寒，能用此方，则未痉者不痉，已痉者可瘳，其如偏执惊风，舍太阳阳明之邪而不治，反攻其无过之心火肝风，致令外邪愈强，内气愈弱，不至于死地不止也。凡小儿伤寒无汗者，不论已痉未痉，皆当已此方为主，出入加减断无不效之理，治太阳头痛身热、身体颈项俱强，无汗为刚痉，此即先因伤风自汗，汗多衣湿，湿久寒生，反而入内，故谓重感寒湿，寒湿内闭，反令无汗，故见以前诸症，此荣卫闭塞也，设不用此通其营卫，则未痉者成痉，已痉者难愈矣_{以上俱采《集成》}。

按：以上数方，皆治小儿阳邪传经在表之症，俱有照顾阴血，无使伤液成痉之意，临症亦须加减出入方妙，其余阴寒拘急，宜辛温；或内郁痰火，宜清火化痰；或实热宜微下；或外邪已尽，纯属阴虚，宜滋阴，或宜兼温补气血，收敛汗液，皆与大人同。但吐法难施于小儿，如遇风火痰涎，宜用僵蚕焙为末，少滴姜汁，以开水调灌，或少加青黛海石等，其痰自化。外有饮食停滞，及伤暑疟痢，

丹毒痘疹，凡能壮热者，皆能致搐，各随其症之寒热虚实治之药皆不可过峻，分两亦不可太重，当与大人异，其搐自止，切不可妄立惊风之名也。

十三、慢惊风

慢惊一症，由久病后，或吐泻后，或服寒凉克伐太过而成，总是脾肾虚寒，孤阳浮越，其症虽似阳邪为症，或神昏气喘，或大热不退，眼开惊搐，或睡则露睛，而小便清白无臊气，大便绿色带酸气，或唇口虽开裂出血，而口中气冷，或泻利冷汁，白如鼻涕，或如鸡子清，或完谷不化，或四肢水冷，或腹中气响，皆虚症也，详辨在庄在田《福幼编》，用理中地黄汤治之，或寒痰不开者，先用逐寒荡惊汤开之《活幼心法》云：慢惊身冷，面或白或黄，不甚搐搦，目微微上视，口鼻中气寒，大小便清白，昏睡露睛，筋脉拘挛，俗谓之天吊风，盖由脾胃极虚，中气不足，故寒痰壅盛，而风动筋急此阴症也，急宜温中补脾，与《福幼编》所言相同。

逐寒荡惊汤 本在田

胡椒　炮姜　肉桂　丁香

上四味，研为细末，以灶心土三两，煮水澄清，煎药大半茶杯，频频灌之，接服后方，可获奇效。此方药性温暖，专治小儿气体本虚，或久病不愈，或痘后，或疹后，或误服凉药，泄泻呕吐，转为慢惊，清热散风，愈治愈危，速宜服此，能开寒痰，宽胸膈，止呕吐，荡惊邪，所谓回元气于无何有之乡，一二剂后，呕吐渐止，即其验也，认明但系虚寒，即宜服之，不必疑畏也。

加味理中地黄汤 本在田

熟地　当归　萸肉　甘杞　白术　炮姜　党参　炙草　枣仁　肉桂　故纸　炙芪

加生姜三片、红枣三枝、胡桃二个，打碎为引，仍用灶心土三两，煮水煎药，取浓汁一茶杯，加附子五分，煎水挽入，谅小儿大小分数次灌之。

此方助气补血，却病回阳，专治小儿精神已亏，气血大坏，形状狼狈，瘦弱至极，皆可挽回之。如法浓煎，频频与服，参天救本之功。有难以尽述者，如咳嗽不止者，加粟壳一钱，金樱子一钱；如大热不退，加白芍一钱；泄泻不止，加丁香六分，只服一剂，即去附子，只用丁香七粒，隔二三日，只用附子二三分。盖因附子大热，中病即宜去也，如用附子太多，则小便闭塞不出，如不用附子，则脏腑沉寒，固结不开，如不用丁香，则泄泻不止。如小儿虚寒至极，附子又不妨用至二钱，此所谓神而明之，存乎其人，用者审之。此方乃救阴固本之要药，治小儿慢惊，称为神剂。若小儿吐泻不止，或微见惊搐，胃中尚可受药，吃乳便利者，并不必服逐寒荡惊汤，只服此药一剂，而风定神清矣。如小儿尚未成惊，不过昏睡发热不退，或时热时止，或日间安静夜间发热，以及午后发热等症，总属阴虚，均宜服之。若新病壮实之小儿，眼红口渴，乃实火之症，方可暂行清解；但果系实火，必大便闭结，气壮声洪，且多喜饮冷茶水，若吐泻交作，则非实火可知矣。此方补造化阴阳所不足，实回生起死有神功，倘大虚之后，服一剂无效，必须大剂多服为妙以上俱本《福幼编》。

十四、小儿真惊病

见嘉言《寓意草》。

小儿气怯神弱，凡遇异形异声，骤然跌扑，皆生惊怖，其候面青粪青，多烦多哭，尝过于分别，不比热邪塞窍，神识昏迷，对面撞钟放铳，全然不闻者，详细勘验，自识惊风凿空之谬。

十五、脾阳浮越症

小儿过服苏散消导之药，以致脾阳浮越，不能内护中宫，因而发热不已乍烧乍退，精神困倦，有似外感，但尚无呕吐泄泻里寒之症，只宜用六神散，甘温补脾，则浮阳敛，而烧热自退矣，屡试屡验，六神散，即四君子，加淮药、扁豆、生姜、乌梅、灶心土、大红枣。

十六、传闻治小儿虾蟆瘟方

小儿久咳嗽不已，俗名虾蟆瘟，用陈久黑盐菜，炖猪、鸡冠油服即愈。

按：此方，是清火润肺之法，若初起属外感者禁用。

十七、脐风论

脐风一症，古无定论。夏禹铸曰：脐风之症，或撮口不乳，或吮乳口松，多啼气急，脐肿牵痛，或啼如鸦声，或啼声不出，每见于三日内，若七日以外得者，非脐风也，其论专主风火，用脐风灯火治之，诸书或以为由于胎中受热，或以为父之真阳不足，生子必有脐风，或以为断脐时，为水湿风冷所乘，其用药有凉泻，有温补，令人不知适从。景岳云：有痰者，宜化痰，火盛者，宜清火，无痰无火者，宜温补脾胃。《幼幼集成》亦以为有寒有热，大约始皆由断脐时，为水湿风冷所袭，入于内，则性禀阴脏，或先受胎寒者，即为风冷，性禀阳脏；或先受胎热者，即为风热，亦犹伤寒之有阴症有阳症，视脏腑为转移也，如此立说，方得脐风圆相。其口中气冷，面青，脐边青黑而肿，及大小便清白者，属寒；口中气热，面赤，脐旁紫黑而肿，及大小便黄赤，或不通者，属热。古方中有用艾烧灰填脐，贴以蒜片，用艾火灸者，此温补以散其寒也；有用脐风灯火者，此凉泻以退其热也，或吮儿之前心后心，及脐下手足心，共七处，亦所以泄其热也；至牙旁，或上腭，或舌上有泡如粟米，宜刮破，则寒热二症皆可通用。又撮口及口松，寒热皆有之，盖寒则拘急收引，能令口撮；热则津伤筋急，亦能令口撮，热则筋缓纵不收，能令口松；寒则阳气不能管束，亦令口松，须看兼症，方可定其为寒热。内服之药，宜以祛风除湿顺气为主《达生篇》云：脐风者，乃少阴肾脉，为脾中寒湿所制，不能至舌本，达喉咙，使肺肾母子隔绝，故啼声不出，据此论，自宜以去风顺气除湿为主，如防风、白芷、陈皮、甘草、乳香之类，属风冷者，加陈艾、合香、丁香、生姜之类；属风热者，加酒芩、僵蚕、淡竹叶、灯心、竹黄之类；或大便不通者，少加酒军以利之。《锦囊》谓初生小儿，脏腑柔嫩，断不可用大寒大热之剂，自是确论，若集成主七气汤治寒，沆瀣汤治热，似皆过峻难用，并录之以备恭考。

十八、脐风灯火穴法

囟门一燋，眉心一燋，人中一燋，乘浆一燋，绕脐轮六燋脐带未落，带口一燋，已落，落处一燋，两手大指拇少商穴，各一燋，共十三燋，少商穴，在大指拇背，近甲一韭叶许。

十九、小儿指纹论

　　凡诊大人之脉，不过辨个表里寒热虚实耳，其详细处，仍于望闻问得之，看小儿指纹，亦当如是。诸书所载，紫热红伤寒，青惊白是疳，及指纹之曲直单双，来蛇去蛇，反弓丁字水字等形，皆穿凿支离，难以取验。以余意断之，大约据浮沉，可以分表里。红紫为阳当属热，红者，热尚轻，红而兼紫，则热重矣；青黑为阴当属寒，青者寒尚轻，青而兼黑，则寒重矣。此与认面赤唇红为热，面青唇黑为寒，其理无异。粗大显聚为实，细小隐散为虚，验之指纹，只可得其大概。至于病之详细处，仍当如《夏禹铸》所云，听声音，审苗窍，观形问症，察大小便，方能得之，非尽可以指纹定也。其不浮不沉，不大不小，微红微黄，乃中宫脾土之本位正色，是为无病。如此立论，方能斩尽葛藤，使人心中有主脑。

二十、附小儿疳病论

　　《三指禅》云：小儿十六岁以后谓之痨，十六岁以前谓之疳。其症头皮枯涩，毛发焦稀，腮缩鼻干，脊耸体削，斗牙咬甲，烦渴自汗，口鼻红，小便赤，肚胀，潮热，酷食瓜、果、泥、炭等物，外则肢体生疮，是其候也。原疳之为病，不外热、积、虫三者而已，古方有龙胆汤、芦荟丸、木香丸、胡黄连丸等，其理正，其义深，其效神，信非仙家莫传，因方书论症支吾，虽传其方，无人敢用。如景岳论中，其或气血两虚，非大补不可，固属门外之揣摩。即钱仲阳为儿科明医，以为皆因脾胃虚损，亦是老生常谈，于疳症何涉。夫疳者甘也，因奉养太过肥甘之味，郁而为热，蒸而生虫，久而成积，而疳以是名焉。惟其热甚煎熬津液，故肌肉为之消削，惟其成积，肚腹胀大，故饮食为之减少，惟其生虫，吮啮脏腑，故偏嗜异物，虫蚀肢体，故疮疥痛痒。种种症候，大半得之膏粱之家，食藜藿者，十居一二，总由饮食不节之故，何关乎元气之盛衰，脾胃之强弱，此其彰明较著者也。古方不离黄连为君者，解其熬煎之热毒也；用芦荟、生地、山栀、青黛、胆草、黄柏者清其火也；用芜荑、君子、川楝、雷丸、鹤虱、乌梅者，杀其虫也；用莪术、神曲、麦芽、楂肉、青皮、木香者，消其积也；用干虾蟆者，以毒攻其毒也；用夜明砂、灵脂者，去瘀生新也。有是症，则有是药，性味之寒与毒，夫复何疑若徒用补益，不知热得补而益炽，积得补而益坚，虫得补而更多，不至于不救不止也。《经》曰：大毒治病，十去五六，相其热退、积减、虫安，穷寇勿追，乃徐徐调脾理胃，滋肾平肝，庶几有济耳。

医学考辨

卷八

肿胀门

方亭罗绍芳林一氏纂辑 / 仲男 文溥渊亭氏编次 / 门下生方问经史臣校字

一、总论

凡水肿之症，其色明润，其皮光薄，按之如泥言其软也，猝不能起，其或明润光薄，而又按之随起者，是水兼气也，仍以治水为主，佐以理气。又曰：凡目窠与足先肿，而后腹水者，水肿也。盖水者，阴也，目下亦阴也，腹者，至阴之所居，故水在腹，必使目下肿也，其脉多沉细。凡水病忌盐者，以盐为水类，能助水邪也。凡气胀之症，其色苍，其皮厚，随按随起，如按气囊言其坚也，其或色苍皮厚，按之不起者，此气兼水也，仍以治气为主，佐以行水。又曰：凡腹先胀而后四肢胀者，气胀也，其脉多坚大弦涩。医者须先将肿胀大势分开，使心有把握，然后细察其病之阴阳寒热，标本虚实，随症治之，自无不愈。

二、水肿属肺脾肾论

《脏腑图》云：脾胃主腐熟水谷，游衍精气，上输于肺，肺分布精液于诸脏腑，以灌百骸，其余者下输膀胱为溺，故肺为通调水道之官。肺气热，则失其下降之令，以致水出高厚，淫溢于皮肤而为水肿，初起便喘，少腹不急，故实脾利水诸方皆不应，宜清肺火，故《集解》有麦冬汤之类。

又按：水溢，皮肤，不能从下窍出，非汗不解，是以有肿在上宜汗之说，即风水症，亦是肺热则皮毛不固，风易乘之，与水合邪，必兼有恶寒发热头昏等症，皆可用清肺兼汗法两解之。其曰水必得风，而后越于高巅清阳之分者，特臆说也。

脾胃属土，脾胃弱，则土不能制水，水易停于脾胃，必先干呕作痛，胸腹满，久亦浸于皮肤，此症易明，宜从脾胃治。胃之下口，即小肠之上口，小肠之下口，即大肠之上口，小肠受盛胃之水谷，而分泌清浊，水液渗于膀胱，糟粕归于大肠。故曰：受盛之官，物化出焉，此处清浊不分，则水混于大肠，留于下焦，不得渗膀胱，因为腹胀水肿。

按：此症，必小便少，大便溏，且水既入大肠，必不能仍入膀胱，徒用渗利之药无益，必须于理脾胃之中，加以推逐之品，使已停之水，从大便出。

又曰：膀胱者，州都之官，津液藏焉，气化则能出矣，水液循下焦而入膀胱，膀胱调，则溺自出，膀胱不调，则水停聚于下焦而腹胀，膀胱不调者，非湿热为病，即寒湿为病也。此症必小水不利，少腹满不喘，阴下湿如牛鼻上汗，其曰石水肾水者，皆此之类也，是宜从肾治，分别阴阳寒热而顺导之。又以上诸症，惟在肺者专属热，在脾肾者，皆有寒有热，且诸症各有内因外因之不同，外因为标，内因为本，外因者，或起于饮食，或感触于寒暑，其来甚速，其治易愈，专从水治。内因者，或真阴不足而湿热甚，所谓无阴则阳无以化也，或真阳不足而寒湿生，所谓无阳则阴无以化也，当从本源治之。

三、水肿表里上下论

《医理元枢》曰：外因风水并皮水，正水石水内因知，外虚表散宣通剂，内须疏利最相宜，补肾扶脾皆后法此论骤起，重在治标，若因久病后成水肿仍当重本，若还先用水逆行谓须邪去七八分，然后因其虚而调补之也，按水肿症，有表里之分，表水即外因风水皮水，皮水又名肤水，里水即内因正水石水。《元枢》曰：风水者，内有水气，外感风邪，风则从上，面目先肿，兼有骨节疼痛，发热恶寒，盖风中有寒也。按：风水症即汗出淋雨之类。皮水者，水在皮里，按之没指，其腹如鼓，不渴，内有水气，外受湿邪，湿则从下，跗足先肿，按：皮水症，即热极涉水，及久住湿地之类。此皆湿邪从外入不必拘泥内有水气之说，脉浮当从汗散。风水恶风，皮水不恶风，大约此二者为表水，并无小水不利，及喘促不得眠心下悸之症。又凡水从外起者，皮肤觉厚不汗，此认表水之法也。治风水，宜用羌活胜湿汤加减；治皮水宜用槟榔散加减。正水者，水气在上，胸满喘促，卧不安宁；石水者，水气在下，少腹不喘，二者俱在内，脉沉，当从利解。又凡水从内起者，心下多悸，此认里水之法也，正水该肺水脾水。《元枢》曰：肺水面目肢体皆重，少腹不急，初起便喘，小便难，大便时时鸭溏，以肺与大肠相表里，而水归大肠也。脾水者，其腹此腹字指心下脐上之大腹言大，以脾之部位在腹也，四肢沉重兼肿，以脾主四肢也，津液不生，以脾主输津也，上则苦少气，下则苦小便难，石水即肾水。《元枢》曰：肾主腰、足、二阴，肾水，少腹大、脐肿、腰痛、不得小便，阴下湿如牛鼻上汗，其足逆冷，面反瘦，其人阴肿，此分正水、石水之法也。又肺水多属热，惟脾水肾水，各有阴阳之分，阳水脉沉数，身热口渴，面黄赤；阴水脉沉迟，身凉口不渴，面青白。脾水属阳者，宜用胃苓汤加黄芩、焦栀子之类，或用葶苈枣肉丸之类；属阴者宜用实脾饮之类。肾水属阳者，宜用八正、六一之类，属阴者宜用金匮肾气丸之类此条当与后篇所载阴阳标本之说参看，方无弊。认症既明，则随择古方，皆能对症矣。外有表里兼病者，故古方疏凿饮，有外汗散，内疏利之法，学者当推类以尽其余焉水肿一症，在浅识者，专主遂、戟苦寒之品以攻水，是不知有阴症本症也，其高明者，又专主金匮八味肾气丸，是不知有阳症标症也，医者须将前后三论，反复细看，方能因症制宜。

四、水肿当察小便论

此条兼论阴阳标本用药法，若能熟读，则水肿症全盘在握矣。

大凡风肿、气肿、血肿、食肿、虚肿，表受湿为表水肿，皆无小水不利之症，惟里水一症，因小水不利，积水浸溢为肿，其曰阳水阴水者，不过湿热与寒湿之异耳。阳水症脉沉数，身热，面黄赤，口渴，大小便不利，亦有湿热在大肠，大便滑泻者，然小便终是黄赤短涩。又曰：口渴而小便不利者，湿热在上焦，宜用四苓散，加焦栀子、知母之类，清上焦化源；若大便亦闭者，须加大黄、玄明粉之类，若口不渴，而小便不利者，湿热在下焦，当清下焦湿热，如八正、六一之类可用也；或湿热在中焦，亦当分利之，在中焦者，口亦微渴，胸膈之间，必胀闷尤甚，如五皮饮、胃苓汤，加清热药之类可用也；或偶然停水，不寒不热，只用平和药导达之；或最甚者，用攻法，如疏凿浚川、禹功之类亦可。此皆阳水治标之法，若论其本，则有阴虚无以化阳之说。在上阴虚，则肺燥，不能下调膀胱水道，《集解》麦门冬汤之意可会也；肾中阴虚无以化阳，则《心悟》六味地黄汤，加麦冬、牡蛎、文蛤、黄柏、萆薢之意可会也；更有膏粱积热，阳亢阴亏，宜用纯阴之药，不可用一毫分利者，如东垣滋肾丸，以知柏为君，少佐肉桂以引经之意可会也。阴水症脉沉迟，身凉，面青白，口不渴，大便多溏泻，小便虽短少不利，亦不黄赤，如偶然形寒饮冷，水停脾胃，用实脾饮，或胃苓汤，加辛热药之类，皆为治标之法，若论其本，则有脾胃虚寒不能行，水宜用六君子汤，加温热之剂以补土，肾虚火不生土，无阳化阴，宜金匮肾气丸加五加皮、细辛之类，更有斫丧已久，阳虚之极，不可用一毫分利者，宜景岳参附理阴煎加白术。此水肿症阴阳标本之说也，大约强壮辛苦及骤起之症多属标，富贵衰弱及渐成之症多从本，识得阴阳，辨得标本，治水肿或庶几焉。又肺脾肾三者，亦只就上中下极肿之部位而审之，亦可知其病在何经矣，然总宜问其小便利不利，黄赤不黄赤为先务，水肿之脉，无论阴阳，类多沉细无力，但阳症多数，阴症多迟耳。

五、水肿总歌

肿症多般务认真，风食气血不同论，更将表水分清外以上皆无小水不利之症，只在肺脾肾中寻，查明部位上中下知何属，阴阳标本要分明。肺家虚热麦门冬饮，湿热栀芩入四苓，脾家阴水用实脾饮阳水用浚川散及禹攻散之类，本弱还须仗六君子汤加减，六一八正除湿热，肾膀胱标水不留停，阴虚六味汤加减兼用东垣滋肾丸，阳虚用金匮肾气丸加减或用参附理阴煎加白术以行水，里水算来无几症，莫愁头绪乱纷纷，温补凉泻执偏见，朦胧妄自误苍生。

六、附方

五皮饮

大腹皮_{黑豆汁洗}　茯苓皮　陈皮　姜皮　桑皮_{一作五加皮，似更佳}

上方原是治皮水之主方，若加减得法，则表里阴阳各水症皆可通用，但只是治标之法，未及培本也。

腰以上肿宜发汗，加紫苏、秦艽、荆芥、防风、羌活。腰以下肿宜利小水，加赤小豆、赤茯苓、泽泻、车前、防己_{防己逐水过峻，虚弱人禁用}。若大便不通宜下之，加大黄葶苈；腹中胀满加菔子[1]、厚朴、山楂、麦芽、陈皮；体虚者加人参、白术、茯苓。审是阴水加附子、干姜、肉桂；审是阳水加连翘、黄柏、黄芩，挟痰者加半夏、白芥子。

羌活胜湿汤

羌活　独活　川芎　藁本　防风　甘草　蔓荆子

水煎服。

歌曰：羌活胜湿羌独芎，甘蔓藁与防风，湿气在表头腰重，发汗升阳有异功，风能胜湿升能降，不与行水利湿同。

---

[1] 菔子：即莱菔子，"菔"同"卜"，后同。

槟榔散

槟榔　独活　防己　秦艽　天麻　白芍　木瓜　桑枝　当归　川牛膝

歌曰：槟榔牛膝独防艽，麻木桑枝归芍饶。

或兼虚寒或兼实热，宜于前二方中，随症加减。

胃苓汤 即平胃散合五苓散

白茯苓　陈皮　泽泻　猪苓　白术　甘草　紫厚朴　苍术

疏凿饮

槟榔　商陆　茯苓皮　椒目　秦艽　木通　羌活　泽泻　大腹皮　姜皮　赤小豆

歌曰：疏凿槟榔及商陆，苓皮大腹同椒目，赤豆艽羌泻木通，煎益姜皮阳水服。

此治湿热停滞，兼有表邪为水肿者。

实脾饮

茯苓　白术　木瓜　木香　草蔻　甘草　附片　干姜　厚朴　大腹皮

歌曰：实脾苓术与木瓜，甘草木香大腹加，草蔻附姜兼厚朴，虚寒阴水总堪夸。

东垣滋肾丸

焦柏　知母 各一两　肉桂 二钱

上为末蜜丸。

葶苈丸

苦葶苈 四两,炒

上为末，枣肉为丸，随症加引，见《纲目》。

浚川散

大黄 三钱　牵牛 三钱　郁李仁 一钱　木香 一钱　甘遂 五分,面里煨　芒硝 三钱

共为末开水调下。

歌曰：浚川牛黄郁李仁，芒硝甘遂木香停。

禹功散

黑牵牛 四两　小茴 一两,炒

共为末，每服一钱，姜汁调下。

八正散、六一散 俱见《癃闭门》

敷药。

大戟　芫花　甘遂　海藻 各等分

共为末，用浓醋调麦和药摊于绵纸上，覆贴肿处，仍以软绵里住，本《锦囊》，治腹满如石，或阴囊肿大，先用甘草嚼咽，后用此敷，《东医宝鉴》胀症亦用此方。

又按：《本草》甘遂注曰，有治水肿及肿毒者，以甘遂末敷肿处，浓煎甘草汤服之，其肿立消，二物相反，其感应也如此。

又按：关格症，食不得入，小便不得出，上下不通，用甘遂末敷脐，饮以甘草汤，亦自然通利见保元关格门。丹溪曰：关格者，上寒下热也，或曰痰病，宜用二陈汤吐之，大约总是气之横格耳。

麦冬汤

麦冬 五十枝,姜炒　粳米 五十粒

水煎服。治水溢高原，肢体皆肿。注曰：用麦冬清肺，开其下降之源，粳米益脾，培乎生金之母，此治病必求其本也。

金匮麦门冬汤

麦冬　人参　甘草　法半　大枣　粳米

注云：治肺痿，此补肺兼补脾之意。

金匮肾气丸

即八味地黄汤，加牛膝车前仁，《心悟》谓：加五加皮尤妙，《医理元枢》加细辛。

六味地黄汤

熟地　枣皮　泽泻　茯苓　丹皮　山药

水煎服。或加牛膝、麦冬、车前，滋肾水，清肺气；湿热甚者，加黄柏以清热，或加川萆薢、文蛤、牡蛎亦可。

参附理阴煎

人参　熟地　当归　炙草　干姜　肉桂　附片　白术

水煎服。治脾肾虚寒，不能行水消肿。

七、附血肿

妇人经水先断，后发肿者，名曰血分，通经丸主之；先发水肿，然后经断者，名曰水分，五皮饮送下通经丸主之。

按：血肿症，总由气血寒凉，无阳则阴无以化，故书皆云血肿者多见四肢恶寒，又指掌谓血肿症，皮肤间多有红缕赤痕。

《医理元枢》曰：气滞则血从水化，血既化水，补血何益，合观诸论，是知血肿宜温经行气。

通经丸

大生地 一两　赤芍药 一两　川芎 一两　牛膝 一两　红花 五钱　当归尾 一两　五灵脂 一两　桃仁 五钱　香附 二两　琥珀 七钱五分

歌曰：通经四物并桃红，牛膝香灵琥珀充，苏木砂糖同入药，三钱酒下见奇功。

苏木屑二两煎酒，和砂糖熬化为丸，每服三钱，酒下。体虚者，用理中汤下；血寒加肉桂五钱，生地易作熟地。

八、附风肿

《景岳》曰：凡外感毒风，邪留肤腠，亦能忽然浮肿。然其来必速，其症必有脉紧及头疼骨痛，方是外感之候，先宜解散，用败毒散，或因风火炽者，宜清之。

败毒散 见首卷"伤寒温热瘟疫门"

九、附食肿

食肿症，必吞酸嗳腐，宜消补之剂。

十、附虚肿

《锦囊》曰：人有一身之间，惟面与足浮肿，早则面甚，晚则足甚，此非面肿为风，足肿为水之谓也，惟病后元气未复者，每多见此，盖由真气根本不固，故日中行坐，则气坠下而晚足肿夜中睡卧，则气升浮而早面肿，若概作风湿治之，则益虚其虚矣，宜补中益气斯善耳。

十一、附黄肿

本《丹台玉案》。

人有病黄肿者，不可误以为黄疸。盖黄疸者，遍身如金，眼目俱黄，面无肿状；黄肿之黄，则其色带白，面眼如故，虽同出脾胃而病形不用，医者，当审而治之。黄疸之起，由于湿热蒸染，黄肿之症，则湿热未甚，多因虫积食积之为害也，或偶吞硬食过多，碍其脾家道路，经久不消，脾胃失运化之权，浊气上腾，故面部黄而且浮，手足皆无血，有虫者，又吐黄水，毛发直指，肌肤不泽，且好食生米茶叶之类是也。黄肿及四肢者难治，肿及腹者不治，饮食减少者不治，以其无胃气也。

大温中丸

治黄肿。

白术三两　甘草二两　针砂一斤,炒,红醋煅三次　苦参春夏二两,秋冬一两　青皮六两　香附子一斤,童便浸　厚朴一两,姜汁炒

共为末，醋糊为丸如桐子大。面黑筋骨露气实者，米饮下六十丸；面肥白，

与气虚羸弱者，白术汤下四十丸。

又查张三丰治黄肿病，有伐木丸，用苍术二斤米泔浸、黄酒曲四两炒、绿矾一斤拌醋晒干入罐煅为末，醋糊为丸，酒下，较大温中丸更妥。

十二、胀满鼓胀症

《经》曰：诸鼓腹胀皆属于热，惟腹胀时减，时复如故者为虚寒《保命集》云：脾不能行气于四脏，结而不散，故为痞满，此言虚寒症也，脉必沉迟细弱，宜温补脾肾。其余脉坚大以涩，或数者，皆热也。丹溪谓六淫外感、七情内伤，皆能使人荣卫凝滞，三焦壅塞，清不升浊不降，湿热流于隧道，即所谓阴火乘其土位也此数句是主脑，遂成胀满嘉言谓鼓胀症，由脾气不宣，郁热成胀，兼之土郁，则木亦郁，必多吞吐酸水。胀满症多在膈膜外，经络肌肉间，饮食尚不减，亦尚能安卧，以内未甚病也。其初但觉气胀，不甚坚硬，及渐久则坚硬，终至破烂流出黄水而死郁热煎熬，故津液变成黄水。《东医宝鉴》亦云：胀症初起属气，久则渐结成黄水，此湿热壅滞经络隧道之明征也。但其胀连四肢者，觉气犹运动，病稍轻，其胀惟在腹者，则气全不运动矣。《医理元枢》曰：肤胀脉胀通身胀，单腹鼓胀四肢平。注云：邪客脉络为脉胀，脉胀筋起络色变；邪客于肉分为肤胀，肤胀䐔䐔音空，鼓声空空然不坚也然，初不坚硬，二者皆连四肢，尚是气不流通，犹未结成黄水，若鼓胀，则腹大坚硬，若抱瓮然，或四肢如常，或四肢更瘦削，中空无物，惟湿热阻滞隧道，蓄水为黄水而已。以上诸症，宜从天地不交为否立论，治宜清热利湿兼以升清降浊之法，所谓健中央以运四旁也嘉言云：人虽一胃而有三脘之分，上脘象天，清气居多；下脘象地，浊气居多；而其能升清降浊者，全赖中脘为之运用。中脘之气旺，则水谷清气上升于肺而灌输百脉，水谷之浊气下达于大小肠，从便溺而消，胸中何壅滞之有哉。古方治肤胀，用木香流气饮，又云宜用五皮饮加苍术、葛根、桂枝。治脉胀用木香流气饮加姜黄、川芎，又云宜用分心气饮去羌活、紫苏，加独活、川芎。治鼓胀用厚朴汤，又云用苦葫芦炖酒饮之，使吐泻即愈，又云用鸡屎白炒焦、熬酒空心热饮，腹即鸣泻，出黑水一二次即愈。今按腹胀症，当用五皮饮加苍术、葛根、桂枝，脉胀当用五皮饮加苍术、杜仲、木香、丝瓜筋烧过为引，气血虚者，佐以参、归，俱用酒煎服，次所谓以皮行皮，以筋入筋也。鼓胀初起者，当用补中益气汤加槟榔、枳壳、苍术、茯苓、五谷虫、黄连、干姜、焦柏、砂仁之类，升清降浊，清热利湿，多有效验按：黄连能清热，干姜能利湿，且一苦一辛，大有升降阴阳，使天地交泰之意，是以仲景泻心汤用之。东垣中满分消丸亦用之也。但寒因热用，则干姜宜少，黄连宜多耳。又按干姜、黄连，寒热相反，仲景取刚柔相摩，八卦相荡之意，已该后世参竺典，转地舆之说矣。欲治痞症，舍此其何法乎？嘉言治单腹胀主连理汤，谓刚中有柔亦是此意。若结聚坚凝，已成单腹胀，须先服前方数剂，再用推荡法，以逐出其黄水，宜用大黄、皂角、槟榔、皂矾煅、穿山甲炮为末，用猪胰油蒸熟，同捣作丸，酒水下，以疏泄之，仍随用加味补中汤以清之，勿使过峻，其推逐未尽者，候服加味补中汤数剂，又再行推逐，此张子和九补一攻之法也。按：《医理元枢》云：凡痰水积聚之病，日久则真气与邪气相安，反依附之以立，若逐邪太过，正气从消，是两败之道也，故只可衰其大半，遂宜缓攻兼以调补。俟消其大半，后服加味建中汤，专培根本，方可收全功。按：建中汤芍药能敛胃阴，桂枝能启脾阳，使一腑一脏，自成阖辟，则中央健运，而四旁流畅，此仲景精意，非浅学可识。

木香流气饮

麦冬　莪术　肉桂　木通　甘草　石菖蒲　木香　丁皮　藿香　半夏　人参　赤茯苓　白术　厚朴　青皮　陈皮　草果　大腹皮　槟榔　香附　紫苏　木瓜　白芷

五皮饮　见"水肿门"

分心气饮

青皮　陈皮　半夏　木通　茯苓　大腹皮　官桂　赤芍　木香　紫苏　羌活　桑白皮　甘草

厚朴汤

厚朴　槟榔　白术　枳实　青皮　陈皮　甘遂　大戟

加味建中汤

人参　白术　当归　炙草　炒芍　桂枝　生姜　大枣　饴糖

水煎服，如气多抑郁者，可加柏子仁柴胡，以快脾舒肝。

十三、蛊胀

蛊者，中实有物，不可混作鼓治诸书谓蛊鼓为一症者特不思耳，有食蛊一症，必吞酸嗳腐，宜消食。有蛊虫一症，必嗜食肥甘，唇红脉数，两耳有疮，宜查虫积门，用杀虫之剂。有血蛊一症，腹中有块，小便自利，大便黑色，面黄血不荣于色，故面黄肌瘦，宜查血蛊门，用下血之剂，如大黄、干漆、桃仁、地鳖、桂心之类，凡内胀成积者，多饮食减少，不能安卧，即《医学汇参》所谓肠胃肓膜之胀也。

按：内胀亦间有连肢体面目微肿者，以内壅而外亦壅也，然外肿必不甚，治法以内为主，当从易蛊卦立论，蛊者，坏也，宜先扫除其积坏之物，而后徐议调补也。

卷九

癃闭门

方亭罗绍芳林一氏纂辑 / 仲男 文溥渊亭氏编次 / 门下生方问经史臣校字

一、总论

《经》曰：膀胱者，州都之官，津液藏焉，气化则能出矣。又曰：三焦者，决渎之官，水道出焉，可见膀胱但能藏水，必待三焦之气化而后小便通也上焦不治，水溢高原，中焦不治，水停中脘，下焦不治，水蓄膀胱，见《内经》注。又癃闭与淋症不同，淋症小便数而茎痛，癃闭则点滴不出也，此其中有寒热虚实，标本缓急之不同，所当细辨。

二、总歌

癃闭症，急杀人，标本虚实要分明。服辛燥，耗肺阴，黄连解毒最堪珍凡过服辛热药，消尽肺阴，气不能化，而小便不通者，宜用黄连解毒汤之类。服寒凉，中气膈，通阳桂附真奇特凡过服寒凉，中焦气为寒所膈，不得升降，而小水不利者，宜服桂附之类。暴怒气郁窍如封，香枳乌沉最见功，加入四苓兼探吐，气升水降自流通凡暴怒气郁，而小水不通者，宜香附、枳壳、乌药、沉香、茴香之属，兼四苓散而用之，若气陷于下，药力不能骤及者，当以此药多服，探吐以提其气，使气升则水自降，或兼痰滞，用二陈汤加升麻木香香附探吐以提之，此如滴水之器，上窍开而下窍亦开也。又按：期朝不通，因而呕逆不食，谓之关格，丹溪用二陈汤探吐之，或用甘遂末，水调敷脐，内饮以甘草汤，自然立通。按：关格症，总是气之横格耳，说见保元，又《心悟》用假苏散治气淋症，亦治关格症，参看自明。湿热在上口必渴，四苓更把栀芩着，若还大便也难通，大黄明粉须兼服凡湿热在上焦气分，口渴而小便不利者，宜用四苓散，加山栀、黄芩等，以分利之，其大便亦闭者，加大黄、玄明粉。按：大小便齐闭者，必先大便通而后小便通也，此与嘉言所云，膀胱胀大，将大肠挤紧，则大便下得出，单用五苓散，治其膀胱，则小便先出，而大便随之，其理无异。湿热在下口不渴，八正六一为君说，阳亢阴亏渗利难，东垣滋肾须斟酌凡湿热在下焦血分，口不渴而小便不利者，宜用八正六一之类，若阴亏阳亢之极，不可用一毫淡渗，须用纯阴之剂，宜东垣滋肾丸，此症多因膏粱积热而得。停饮症，有水声，大便溏，干呕频，五苓一服不留停凡水停心下，不能下输膀胱者，用五苓散渗利之。按：此症胸腹必摇作水响声，大便必多溏泄。肝经病，郁火重，口又苦，胁又痛，龙肝泻肝须急用凡肝经火郁，则失其疏泄之职，宜清肝火，兼疏肝气。按：此症必兼胁痛口苦，须用龙胆泻肝汤加减。强忍房事胞不通，除了沉香不见功，或用二陈加麻附，探吐升提法亦同凡强忍房事，以致胞转不通，非沉香不治。按：此可借前二陈汤，加升麻木香香附，探吐提气之法。又按：凡强忍小水，皆能使胯头胀急，而倒折是以小水不通，须用提气之法，又使病人仰卧，用手上托，则胞顺而小便自出。孕妇转胞胎所压，益气还须服补中凡妊妇转胞，此胞为胎所压，用补中益气汤随服而探吐之，若不为探吐，则多不效，《心悟》用茯苓升麻汤，此皆以升为降之法也，若在临盆之际以手指托起其胎，则小水自利。败精塞，槁血填，或清或利自安然一败精槁血，阻塞水道者，可清可利，或用法以通之。《景岳》谓，凡精血塞窍者，令病人仰卧其小水必稍通，即其症也。《心悟》谓，老人阴已痿，而复思色，使败精阻溺者，必似淋非淋茎中常有，如鼻涕之状，此乃精溺俱出，用萆薢饮去黄柏，加菟丝、远志以导去其精，后用六味汤以补之，《景岳》谓，凡败精槁血阻溺胀急者，令病人仰卧，用鹅翎筒，插入溺孔，以水银一二钱徐徐灌入，用手逐段轻轻导之，路通则水通，而水银亦喷出，毫无伤碍，最妙法也。以上属标皆骤起，投方对症如手拈以上数症，皆实也、标也。按：景岳谓，凡是实症，其来必骤而急，或问而知之，或切而知之，自无遁情。标既明，本可究，徐徐渐起势不骤景岳谓，凡是虚症，其来必渐而缓，或初起无癃闭之症，因他病过服寒冷克削而成癃闭，皆当从虚治，但见小便短少，或便时费力，即宜留心速治，若待其剧，每难为力。肺虚热，绝化源，生脉清金理的端凡肺经虚热，则清化之源绝，当于肺金助其秋令，水自生焉，如天令主秋，白露始降，须用清金之药，则水道通调，如生脉散之类可用。按：此症亦必兼口渴，或咳嗽。脾阳陷，窍不通，补中益气有神功凡脾胃虚损，中气陷于下焦，则小水不利，经所谓，脾胃一虚，令人九窍不通也，况肺金又藉脾土健旺以滋化源，则清气得以上升，使归于肺而输下，宜用补中益气汤以升清降浊，清肺者隔二之治，补脾者，隔三之治。又《心悟》谓，劳淋症，因劳力辛苦，以致气虚，而气化不及州都，宜用补中益气汤，当与此参看，或中气馁弱之甚，二阴重滞不畅者，服独参汤，其效如神。阴化阳，阳化阴，阴阳不化水留停，左尺右尺察偏胜，六味八味任推寻① 肾中阳虚，则阴无以化，如水寒冰冻，须阳和一至而后阴凝可通，宜用八味丸料，或虚甚不可再分利者，宜右归之类。《丹台玉案》曰：凡冷结者，必有寒战之状。② 肾中阴虚，则阳无以化，宜六味丸料加减，《心悟》加麦冬、黄柏、萆薢、牡蛎、文蛤，见水肿门，或虚甚不可用分利者，宜左归饮加减。《锦囊》谓：此症当禁用滋肾丸，谓苦燥，则愈亏真阴也。若因过服分利药，上陷下竭还须酌，上陷益气下补阴，一毫渗利用不着凡过服分利药，而小便点滴不出者，其一因分降而清阳之气下陷也，宜用补中益气汤，一因分利而下竭也，宜分阴虚阳虚，峻补真阴真阳。此是癃闭标本全，平时须要揣摩熟。

三、附方

黄连解毒汤

黄连　黄柏　黄芩　栀子

水煎服。

八正散
木通　瞿麦　车前　栀子　大黄　滑石　萹蓄　灯心　甘草梢

歌曰：八正木通与车前、萹蓄、大黄、滑石研，草梢瞿麦兼栀子。煎加灯草痛淋蠲。

六一散
滑石　甘草　灯心

水煎服。

萆薢饮
萆薢　文蛤粉　车前子　黄柏　石韦　茯苓　莲子心　石菖蒲　灯心

假苏饮
荆芥　陈皮　香附　麦芽　木通　瞿麦　赤茯苓

歌曰：假苏荆芥与木通，瞿麦香附一般同，赤茯麦芽陈皮入，气淋壅闭力能通。

上等分为末，开水下三钱。

五苓散
去官桂即名四苓散。

白术　茯苓　猪苓　泽泻　官桂

龙胆泻肝煎
龙胆草　栀子　黄芩　生地　柴胡　木通　车前子　泽泻　当归　甘草

歌曰：龙胆泻肝栀芩柴，生地车前泽泻偕，木通甘草当归合，肝经湿热力能排。

东垣滋肾丸　见前卷"水肿门"

茯苓升麻汤

茯苓 赤、白各五钱　　升麻 一钱五分　　当归 二钱　　川芎 一钱　　苎根 三钱

上用急流水煎服，或调琥珀末二钱服更佳。

生脉散

人参　麦冬　五味子

左归饮

熟地　山药　茯苓　枸杞　枣皮　甘草

右归饮

熟地　山药　杜仲　肉桂　枣皮　附片　枸杞　甘草

四、附单方

一方用白菊花根，酒煎服，如无白者，即不拘何色，但以家菊根代之亦可。

一方用白矾末，填满脐中，以新汲水滴之，觉令透腹中，自然通利，脐平者以纸图环之。

一方用朴硝二钱，茴香煎汤服。

一方用蚯蚓捣烂，用凉水和滤汁，浓饮一碗立通。

一方用绿豆汤饮之。

一方用独头蒜一枚，栀子七枚，盐花少许，涂绵纸上，贴脐良久自通，如不通，涂阴囊上立通。

一方用葱捣烂，加盐炒热，用布包如馒首，置凳上，令病人覆卧其上，以小腹贴葱盐包，少顷热透，小便自利。

以上数方皆治实热秘结之症。

熏洗通便法，用皂角、葱头、王不留行，各数两，煎汤一盆，令病人坐浸其中，熏洗小腹下体，久之热气内达，壅闭自开，若妇人可用葱数茎，插入阴户，外用熏洗，尤易通。

按：此法不拘寒热虚实者可通用。

五、附无水症

《景岳》曰：膀胱无水等症，有因泄泻，水归大肠而小水不利者，但止其泄泻而水自利也。

有因汗多，气从汗泄，而小水不利者，调治荣卫，表气收，而小便自利也。

有虚劳亡血伤精，水随液去，五内苦燥，而小水不利者，此当调补真阴，气血渐充，而小水自利也。

凡此数者，皆膀胱无水之症，水泉既涸，故不可再加分利，内惟泻泄症，亦有可分利者，然亦不过有之三耳，诸如此者，当于各门详察治之，皆非有水不通，而成癃闭之类也。

六、附六淋症

六淋者，砂石石膏劳气血冷是也。歌曰：便下如砂如砂者尿碱结成也号石淋，益元散滑石、甘草内加琥珀斟。若是浊脂膏淋液出，按：膏淋石淋二症皆属膀胱经湿热为病。萆薢饮方见前煎汤妙若神。又按：膏淋与白浊异，因小便而出者谓之膏淋，不便亦出者谓之白浊，详解在白浊条下。气淋滞难通水不流，丹田胀闷实堪忧，假苏饮子煎汤服方见前，顷刻疏通不用愁。瘀血淋，按：此症系小肠肝胆之火又有溺血症，便时不甚疼，与血淋稍异，详辨在后卷血淋溺血条中。停茎症必凶，桃仁生地四物汤加花蕊石兼红花。倘是气虚劳淋力致，按：此症由辛苦而发，以致气化不及州都。补中益气有神功。寒气坚凝此名冷淋水不行，口鼻气冷体如冰，喜饮热汤频自救，肾阳虚惫急宜温宜八味地黄汤加车前子、牛膝之类。

七、附大便不通

《景岳》曰：诸书言秘结多端，皆不得其要领，徒滋疑惑，总而言之，只有阴结、阳结二症。阳结者《心悟》曰：热闭者口燥唇焦，舌苔黄，小便赤，喜冷恶热，此名阳结，宜用清药攻下之法，用三行枳术丸主之热秘也，宜攻宜泻。阴结者《心悟》曰：寒秘者唇淡口和，舌苔白，小便清，喜热恶寒，此名阴结，宜用温药而兼润燥之法，理中汤加归芍主之，寒秘也，宜温宜润。外有血燥便结一症，宜滋润。三者尽之矣。其余风秘、气秘、虚秘、湿秘等，说俱不必纠葛。

附四物麻仁汤　本陶节庵所制

用治阴结症大便不通。

熟地　当归　川芎　炒芍　肉桂　附子　干姜　火麻仁

水煎服。加皂荚末少许冲服。

按：此方以温煖为主，而以润药佐之，既无过渴燥血之虞，又有润肠通便之利，治法更精巧矣，此节庵独得之奇，非世俗所能知也。

附加减济川煎

治血枯便结。

当归　牛膝　苁蓉　升麻　泽泻　枳壳　熟地　黄明胶_{重用}　火麻仁

又方治血枯便结

当归　熟地　洋参　鹿胶　龟胶

水煎服，加穿山甲炮为末少许冲服。

又润燥通便方

生蜂蜜　芝麻油　砂糖

开水调服。

八、附交肠症

《心悟》曰：大小肠交，阴阳拂逆也，大便从前阴出，小便从后阴出，名曰交肠，五苓散主之。复有老人阴枯血干，便溺俱自前出，此非交肠，乃大肠燥结不能疏利也，多服八珍汤加润药或可稍延岁耳。

医学考辨

卷十

杂症门

方亭罗绍芳林一氏纂辑

仲男 文溥渊亭氏编次

门下生方问经史臣校字

一、头痛

《准绳》曰：医书多分头痛、头风为二门。然一病也。浅而近者名头痛。深而远者头风。当验其邪所从来而治之。

按：头痛之因起于风寒者居多，初宜疏表，其法详载《伤寒门》中。及其既久，风寒郁火，则上焦有热，最能蒸疏腠理，是以外风或去或来，缠绵不已。其痛有偏有正按：此症属外邪，其痛必旦暮无增减，与气虚多在清晨，血虚多在日晚者不同，《心悟》谓此症"多兼鼻流浊涕、筋脉抽搐"，惟东垣所制清空膏最宜歌曰：清空芎草柴芩连，羌防升之入顶巅，为末茶调如膏服，正偏头痛一齐蠲。又按：气虚寸脉弱者当于前方中加入人参二三钱，荷叶一枚，蝉蜕二三钱（去下半身不用），其方中黄连、黄芩（用酒炒），水煎兑甜酒食后服，使药力专聚于头，取效更速。一方用蓖麻子、乳香二味等分，研涂患处立愈。一方用生萝葡汁，令患者仰卧，注鼻孔中即愈。一方用生蒜一枚捣汁，和水注鼻中，泪出即愈。一方用硝石、人中白等分，冰片少许，共为末吹鼻中。又有客寒犯脑，脑痛连齿，手足厥冷，口鼻气冷，羌活附子汤主之，气虚者，加入人参歌曰：羌活附子只四设，干姜甘草水同煎。若内伤头痛，乍痛乍止，其气虚头痛者多挟痰而在清晨，痛多在右，宜芎、藁，倍参、芪，或补中汤加羌、防、荆、蔓、半夏之类；血虚头痛者多挟火而在日晚，其痛多在左，或从鱼尾上攻，鱼尾者，目上角也，宜用四物加辛芷之类，或逍遥散亦可。可外有雷头风者，头痛而起核块，或头中雷鸣，多属痰火，清震汤主之歌曰：清震汤治雷头风，升麻苍术两般充，荷叶一枚升胃气，邪从上散不传中。一方治雷头风，人事不省，用铁帚子同生姜捣研、热酒冲，取汁服即愈，本《圣济》方，见《纲目》；有胃火上冲头痛者，脉洪大，口渴饮冷，头筋扛起，加味升麻汤主之。即升麻葛根汤加石膏、苏叶。有痰厥头痛者，胸膈多痰，动则眩晕，半夏白术天麻汤主之方见眩晕条中。按：头为清阳所居，痰厥则浊阴上干，壅塞清道，是以多眩晕头痛。有眉棱骨痛，及眼眶痛者，见日光尤甚，俱属肝经血虚兼有风热，宜用逍遥散加减治之方见眩晕条中。有肾厥头痛者，头重足浮，腰膝酸软，经所谓下虚上实也，肾气衰则下虚，浮火上泛故上实也。然胃经有真水虚者，脉必数而无力，其痛必巳午尤甚。有真火虚者，脉必大而无力，其痛必戌亥尤甚。水虚宜六味丸，火虚宜八味丸。

歌曰：诸阳所会在乎头，清阳不升邪伏留。骤痛多因寒外感，汗散随经有太阳阳明少阳三经之异把药投。阳明胃腑邪热重，腑病连经头亦痛。谵语自汗脉长洪，柴芩白虎汤宜用。直中阴邪寒气上攻，古人妙法在温中宜理中汤四逆汤之类。表里清温须辨别，伤寒头痛治不同。客寒犯脑痛连齿，阵阵加增无歇止。口鼻气冷手足寒，羌活附子汤宜使。以上皆伤寒门中，暂时头痛治法，与后条风热火痛及内伤诸痛治法不同若是火痛多风热，浊涕常流鼻应塞。东垣立法号清空，热散风消病如失。叶涉气虚头痛多挟痰，发时每在清晨间。属右居多宜急治，参芪橘半药中添。血虚多是左边痛，势连眼角晚间重。逍遥四物任君施，临时加减合宜用。头中起块痛雷鸣，多因痰火上攻侵。清震除痰兼散火，投机用药效如神。胃火上冲脉最洪，口渴饮冷势危凶。头筋扛起时时痛，加味升麻最见功。胸膈多痰动则眩，痰厥头痛症已见。半夏天麻白术汤，煎来急服莫迟慢。眉棱眼眶属肝经，血虚风热是其因。见光尤甚须斟酌，加减逍遥记在心。肾厥头痛虚火泛，头重足浮腰膝软。脉数无力六味宜，脉大无力八味便。

二、附《三指禅》偏正头风辨

与前头痛辨参看自能尽相穷形。

正头风一症，或数日一发，或数月一发。其发也，突如其来，不因邪触；其止也，诎然而止，非藉药医。究其痛之根，不越风毒之客于髓海焉。髓海乃经络不到之处，故服羌、防、升、葛、柴胡、黄芩皆不能取效。是宜以鼻注药而窍自通，用白菊、陈茶煎汤冷注；或用二味煎浓汁，以新棉蘸之，塞鼻中；或用细辛、牙皂研细末吹鼻。得嚏则解嘉言云：吹鼻通里，与清轻彻表者异。

偏头症，丹溪以为左属风属火，多血虚；右属热属痰，多气虚。治之未必大验。究其根，亦是风毒傍于髓海之旁。按：丹溪所说左痛多在日晚，右痛多在清晨，的无增减，确系外感，不是血气内伤，此说风毒傍于髓海之旁，必旦暮如两存，其说为是。病之去路，多从目出。同邑石光南所传淡婆婆一方。初起用之屡效，殊不可解，录之以备急用。方用淡婆婆为君，天麻、郁金为臣，川芎为佐，菊花、木贼、当归为使，黑豆百粒为引。

按：淡婆婆，又名淡亲家母。未考其性，但当其味，亦属平常。须与草药肆购之。

三、眩晕

《心悟》曰："眩，谓眼黑；晕者，头旋也。古称头旋眼花是也。其中有肝火内动者，《经》曰'诸风掉眩_{火动则风生，故掉眩，}皆属于肝'是也，逍遥散主之。有湿痰壅遏者，书云'头旋眼花，非天麻、半夏不除'是也，半夏白术天麻汤主之。有气虚挟痰者，书曰'清阳不升，浊阴不降'，上重下轻也，六君子汤主之。亦有肾水不足，虚火上炎者，六味汤主之。亦有命门火衰，真阳上泛者，八味汤主之。此治眩晕之大法也。"

歌曰：眩为眼黑晕头旋，见症分明共五般，肝火动时风掉眩，逍遥一服自安然_{逍遥散用当归芍，柴芩术草加姜薄，散郁除蒸功最奇，调经八味丹栀着}，湿痰壅遏时昏厥，半夏天麻法可传_{半夏天麻白术汤，参芪橘柏及干姜，苓泻麦芽苍术曲，太阴痰厥头痛良}，气若挟痰升降失，六君多服是灵丹，虚火上炎宜六味_{地黄汤}，真阳浮越八味痊_{即六味地黄汤加肉桂、制附片}。

四、目疾
治法共六条，通治法共二条。

凡暴肿火眼，多系外受风热，宜清热解表，如用羌活、防风、蒺藜、蝉蜕、银花、甘草、黄芩、桑叶、菊花之类，外治用羌活、细辛、川椒、食盐、苦参、黄柏、熬水洗_{凡烂弦风眼，亦可用此方洗之}。又有早行冒雾露之气而得眼疾者，寒束其热也。又有炎热天，以凉水浴目，而得目病，亦寒束其热也，治法同前。又肝经有湿热而目病者，小便必多黄赤，用龙胆泻肝汤治之。大便秘结者，加大黄以利之_{以上数症属标皆骤然而得}。有郁怒伤肝而目痛者，宜疏肝气，缓肝火，用四物汤加玉竹、麦冬、柴胡、柏子仁、青蒿、花粉、茯苓、甘草之类。有肾水不足，虚火上炎而目痛者，宜壮水明目，用六味加归、芍、甘、杞之类。有由劳心过度伤阴而目痛者，重加枣仁、柏子仁。有由久视伤血而目痛者，如写字雕刻做笔之类，亦宜用六味加减，此与灯久照则不明，惟有添油一着无异。有肾火不足，虚阳上泛而目痛者，其小便必清白，足必逆冷，宜引火归源，如用八味加牛膝之类，或用金银器烧红淬药中以坠之_{以上}

数症属本，皆由渐而成。

又凡目疾皆属于火景岳云：眼目一症，虽古有五轮八廓及七十二症之辨，余尝细察之，似非切当之论，徒滋惑乱，不足凭也。以愚论之，则凡病目者，非火有余则阴不足耳，但辨以虚实二字可尽之矣，但内外虚实不同，故治法各异。其可通用者，如目内多红丝赤缕，用老姜切开，挖小槽，置黄连于中，仍将姜合成一块，用竹针穿定，漫火将姜煨干，去姜取黄连切片，用男子所吃之乳，蒸黄连点之。其起翳膜者，乃热熬血液，如沸汁凝结，即于前各方中加红花、赤芍、当归、泽兰、川芎、蒙花、木贼、蝉蜕之类，以活血散凝可也凡翳膜未散，切忌酸收之品，如北味、枣皮之类。如过用凉药，必凝结如冰，而不可治矣杨仁斋曰：翳虽自热生，然治法先去翳而后退热，去之尤易，若先去其热，则血为之冰，而翳不能去，其有赤眼与之凉药过多，又且涤之以水，反掌而水凝也，又有气虚目不明一症大约此症不肿不痛，亦无翳膜，丹溪用独参膏治之，东垣用益气聪明汤治之益气聪明汤即补中汤加蔓荆子、白芍药。

五、疳眼
本《锦囊》。

小儿肥甘恣食，寒暑不适，生冷油腻伤脾，糖面炙煿助火，因循积渐，酿成疳疾，渴而易饥，善食而瘦，发竖下泄，腹胀鼻干，久久不治，脾弱肝强，化源既绝，肾阴自亏，木失所养，肝火自燎，其窍遂成目眚，多生翳膜，睫闭不开，眵泪如糊，乃中州弱而清阳不升，肝火盛而浊阴不降所致。治当升清降浊，以白术、人参先补脾胃为君，柴胡、枳壳疏肝抑气为臣，苍术、茯苓、泽泻渗湿降浊为佐，羌活、蔓荆、升麻、川芎、苏荷诸风药，既散风火，且借上达之性以为使，疳与目疾，咸获其效矣。

六、目疾总歌

眼痛纷纷各不同，标本虚实辨从容，查明缓急分新久，银海光明若少童。风热相搏暴肿痛，羌防藜菊草蝉银，黄芩桑叶同煎服，解表清凉妙入神。外用椒盐羌细柏，苦参熬水洗之灵。早行冒露寒包火，暑月凉晴亦等论。烂弦风眼同前法，洗服如之自可平，肝经湿热便红黄，龙胆泻肝汤最良。便秘大黄加入内，祛除湿热保安康。以上为标皆骤起，乘机早治免为殃。

郁热伤肝四物汤行，加柴柏青蒿花粉苓，麦冬玉竹和甘草，平肝滋肾可同春。肾水亏时六味良，枸杞当归白芍详。火虚八味加牛膝，银器烧红淬药良。劳心过度亏阴血，久视皆能令目伤，俱宜六味滋肝肾，盏内添油午夜光。更有气虚明不足，补中益气妙无双。以上渐成皆属本，挟偏救敝有奇方。

外有目科通用法，最嫌酸涩与寒凉。红丝赤缕姜连制，取连蒸乳点无妨，血液煎熬多翳障，散凝活血见端详，白芍蝉红蒙花泽，芎归木贼效尤彰。

小儿疳眼因脾积，肝火蒸腾两目盲。眵泪如糊开不得，升清降浊力能匡。二术参柴苓只泽，羌升芎蔓薄荷当，健脾利湿清肝火，此法原来载《锦囊》。

七、耳症

《心悟》曰：耳者肾之外候。《中藏经》曰：肾者精神之舍，性命之根，外通于耳。然足厥阴肝、足少阳胆经，皆络于耳，凡伤寒邪热耳聋者属少阳症，小柴胡汤主之。若病非外感，有暴发耳聋者，乃气火上冲，名曰气闭耳聋，宜用逍遥散，加蔓荆子、石菖蒲、香附主之又方用细辛、菖蒲、木通各等分，麝香三厘，共为末，棉裹塞耳中即愈。若久患耳聋则属肾虚精气不足，不能上通于耳，宜用六味地黄丸，加枸杞、人参、石菖蒲、远志之类，其患耳鸣如蝉声，如钟鼓声，皆以前法治之嘉言《寓意草》谓年高水亏火旺，阴气不自收摄，越出上窍，止于窍中，泪泪有声，如蛙鼓蚊雷，鼓吹不已，故外入之声，为其内声所混，听之不清，此不可与气闭耳聋者同治，宜以磁石为主，取其重能达下，性主下吸，又能制肝木之上吸故也。兼用群阴之药辅之，更用五味子、山茱萸之酸以收之，令阴气自旺于木宫，不上触于阳窍，而耳自清虚能听矣，论更精确。余按：火虚而不归源者，又当以八味丸为主。

若风热相搏，津液凝聚，变为停耳抵耳之患，或脓水淋漓，或痒极疼痛，此皆厥阴肝经风热所致，宜用加味逍遥散，去白术，加荷叶、木耳、贝母、香附、菖蒲之属，外用红棉散红棉散，白矾二钱，胭脂一张，烧灰存性，二味研匀，先用绵条子，搅去脓水，更另用绵条子蘸药，掺入耳底即干。若患停耳抵耳，加麝香五厘吹之，若耳内生疮，并用前药加金银花主之。

又百虫入耳，宜用猫尿滴之，次则葱汁犹可，若用麻油，恐虫陷耳中不得出也。又法以猪肉炙香，置耳边，诈就寝，令虫闻肉香则出矣。

八、耳症总歌

耳为肾候本经言，少阳分野属其间，伤寒聋症柴胡饮用小柴胡汤，久聋属肾地黄煎，菖蒲远志如参杞，补水通鸣病自愈，气火上冲耳暴聋，用逍遥散加蔓附蒲充，或用细辛菖蒲木通麝香，为末绵包塞耳中，水亏火旺耳中鸣，蛙鼓蝉鸣听不清，养阴镇逆收虚火，磁石加于六味斟。若是火虚龙雷迅，八味煎汤引入阴，风热相搏患抵停，脓血淋漓痒痛增，红绵散用胭脂煅，白矾末和匀用绵条蘸扫耳中效最灵，内服逍遥去白术加荷叶，木耳贝母香附、菖蒲共著熏，耳内生疮前药服，银花加入可回春。虫入耳中用猫尿滴节庵云：以生姜擦猫鼻，猫即尿，葱汁尤宜易得寻。

九、鼻渊鼻瘜歌

寒客脑中患鼻渊，浊涕涓涓下若泉，治宜利窍兼清热，川芎茶调散最先，黄芩川贝山栀桔，甘草芎荆白芷兼，鼻生息肉多因火，臭秽难禁不忍言，白矾散有硇砂末，轻点疮头痛即蠲。

十、喘症

《景岳》曰：气喘之病，最为危候，治失其要，鲜不误人，欲辨之者，亦惟二症而已，一曰实喘，一曰虚喘，二症相反不可混也。

实喘者，邪气实也；虚喘者，元气虚也。实喘气长而有余，虚喘气短而不实。

实喘胸胀气粗，声高息涌，膨膨然若不能容，惟呼出为快也；虚喘慌张气怯，声低息短，皇皇然若气欲断，提之若不能升，吞之若不相及，劳动则甚，而惟急促似喘，但得引长一息为快也。

此其一为真喘，一为似喘。真喘者，其责任在肺；似喘者，其责在肾。何也？盖肺为气之主，肾为气之根，肺主皮毛居上焦，故邪气犯之，则上焦气壅而为喘，气之壅滞者，宜清宜破也。肾主精髓在下焦，若真阴亏损，精不化气则下不上交而为促，促者，断之基也，气既短促，而再消散之，如压卵矣。且气盛有邪之脉，必滑数有力；气虚无邪之脉，必微弱无神，此脉候之不同也。其有外见浮洪或芤大至极，而稍按即无者，此正无根之脉也，或往来弦甚，而极大极数，全无和缓者，此正胃气之败也，俱为大虚之候，但脉之微弱者，其真虚易知，而脉之浮空弦强者，其假是难辨。然而轻重之分，亦于此而可察矣。盖其微者，犹顺而易医；浮空者，最险而多变；若弦强之甚，则为真脏脉见，不可为也。

歌曰：喘症从来属两般，莫将虚实混同看，实责肺兮邪气滞或风寒外闭，或痰火内壅，或饮食停聚，或燥粪内结，皆能令肺气不利而作喘，宜因症制之，虚责肾兮根本残或肾中之真阴不足，或肾中之水火两亏，下竭则上厥，此脱症也，宜速救根本。又少阴中寒，真阳衰微，肾不纳气，以致四肢厥冷，脉沉细，气促而喘急，宜理中四逆以温之，八味以佐之，见《心悟·伤寒喘症》。实喘气长容不得，虚喘气短接续难。气粗气怯尤须辨，从标从本属天渊。若还虚喘脉强实，真脏脉见定难全《心悟》曰：若头汗出，发润，喘不休者，脱症也，为难治。更须细问前医药凡遇喘症必须察前所服之方，误攻误补得其端或系实邪而妄补，或系虚邪而妄攻，亦可得其大略。

十一、哮症

按：哮症是内有痰火，外为风寒闭激而然，用二陈汤，加黄芩、枳壳、桔梗、僵蚕、桑皮，总以散寒清火化痰利气为主，而槟榔、僵蚕尤为要药。至于平时预服方，用枯矾四钱、乌贼骨一两，共为末和饴糖开水冲服。然亦有寒痰作哮者，又宜专主辛温，但挟火者居多耳，须辨脉症。

十二、噎膈反胃

《锦囊》曰：噎之为病，饮食到口，咽喉之间，咽嗌不下，随即吐出，自噎而转，故曰噎，其槁在于吸门。吸门者，厌会之间也，病在上焦，多属胃脘枯燥，血液衰少，是阴亏火旺之候也大约此症专宜润燥，《三字经》载杨乘六治胃脘干枯，食物难入，用左归饮去茯苓加当归、生地，以左归饮中有甘草引入阳明，展开胃阴，去茯苓者，恐其旁流入坎，不如专顾阳明之为速效也。按：此方专以生水润燥为主，与加减四物二陈汤兼润燥化痰祛瘀有异。

膈之为病，如饮食下咽，至膈不能直下，乃徐徐吐出，自膈而转故曰膈，此隔膜之膈，非隔截之隔也，其槁在于贲门。贲门者，胃之上口也，病在中焦，多属忧思恚怒，以致痰气郁结于上膈，或构难释之苦思，而槁脾中之生意者，是七情之病也大约此症宜兼用化痰行气润燥活血之剂。

丹溪曰：噎膈症，惟男子年高者有之，少无膈噎。

其反胃之为病，饮食如常按：噎膈皆由枯槁，初食即不甚利，反胃不由枯槁，初食亦如常人之利，临症须先问明，然后再问大便结与不结，自能辨别，再看肥瘦老少，辛苦安逸，盖无遁情，食不下膈，而入于胃中，因下脘不能腐熟化运。或朝食暮吐，或暮食朝吐，或积至日余，胀闷难忍，复吐原物，完谷不化，自胃之下脘，翻倒而出，故名翻胃，其槁在于幽门。幽门者，太仓之下口也，病在下焦。虽属胃病，而实由命门火衰，肾经之病也，凡男女老少皆有之。王太仆曰：食入即出，是无水也，故噎膈总宜以润燥为主，不可用辛燥之剂。食久反出，是无火也，故反胃宜以补火为主。

十三、噎膈

《锦囊》曰：噎膈多起于血液枯涸，挟郁而成二语最的确。按：气郁则血郁，必有死血在胃脘，故丹溪于四物二陈汤内，必加韭汁、红花，血郁之久亦能成虫，如蛇虺之类，故河间兼用雄黄散。盖气郁则结滞，而痰横膈中，所以多吐痰涎也。又曰：其槁在上，则近咽之下，水饮可行，食物难入，食亦不多，名之曰噎按：此条所论以膈为主，噎字是带说。其槁在中，则与胃为近，食虽可入，难尽入胃，良久复出，名之曰膈多是痰涎，大便秘少，若年矢然。按：血枯气郁之症，其人必年老枯瘦，其原由劳心恼怒而得，其症惟细软之物，犹可少入，或一二时辰吐出原物，或尽系痰涎，其病在膈，吐完稍快，此气郁不能下行也，外症必大便艰难，此血枯不利也，若初食甚利稍久吐出原物，及大便不干燥者，皆宜从反胃治，临症不可不细问。又《医贯》注曰：反胃每食必吐，只吐原物，有食必尽，噎膈则或食或痰，或白涎酸水或多或少无一定也。

景岳曰：膈噎以润燥养血为主，其余因症而增减之。如血虚瘦弱之人，用四物合二陈汤，加桃仁、红花、韭汁、牛羊乳。按：此方加枳壳、升麻尤妙，升麻宜蜜炒，枳壳宜盐炒，如牛羊乳难得，用瑞胶珠、柿饼、饴糖等亦可。又按：膈噎固宜以润燥为主，然多兼气郁，凡食后多吐痰涎，是气郁不行，若用熟地反增滞泥，不如于加减四物二陈汤内去熟地，重用瑞胶，使其润而不滞，斯善矣；七情郁结者，加香附、川芎、槟榔、瓜蒌仁；有热者，加黄连、黄芩；脾不磨者，加麦芽、楂肉；有兼虫者，加芜荑，或用雄黄散吐之雄黄散：瓜蒌、赤小豆、雄黄各等分为末，滴狗油数滴，开水下以吐为度；有血积者，宜加藕节、郁金之类，若大便燥结之甚，加酒蒸大黄；气虚者，加人参。

凡看膈噎症，须先问胸前如何，如胸前空旷无物而膈噎者，单属枯槁，宜润。如未尝饮食，而胸前常觉有一饼者，非顽痰死血即虫也，须先用明雄、枯矾、郁金、贝母、槟榔等为末，粘入饴糖内，细细咽嚼以破之，然后再服前加减四物二陈汤，若将前药顿服，似不及缓磨者为妙。

凡噎食症，有大便不甚枯燥，而胃脘常痛者，乃血积症，古方用猪喉管一具焙干，藕节二两为末，旧丝罗底一张烧灰，砂糖开水调服。

凡噎食症，用杵头细糠，蜜丸如弹子大，于临食之前，细嚼咽津，则肠胃自润，饮食自能久，或龙眼肉嚼咽，或先嚼饴糖一块俱佳，设法取华池之水以自救，凡润药皆可不必拘定何药，医者须深思自得，方能触类旁通。又凡肠胃枯燥症者，宜频食细食，不可顿食。

十四、论噎膈不治症

《景岳》曰：凡年高患此者，不可治，以气血虚败也。粪如羊屎者，不可治，以大肠无血也。吐痰如蟹沫者，不可治，以脐气败也。腹中疼痛，嘈杂如刀割者，不可治，营虚之极，血竭于中也。

十五、类噎膈症

凡肥胖之人，鲜有噎膈症，间或有之，须以补气化痰为主，宜用六君子汤。

凡饮酒人患噎膈，以二陈汤，加黄连、砂仁、砂糖之类《指掌》曰：好酒之徒患此者，必是顽痰，盖酒能发火，火必生痰，痰因火煎，胶结不开，阻塞道路，水饮下咽，亦觉涩痛，若以血槁治，投当归、熟地等药，血未必润，反以助痰，病何能愈，故必以清火利痰为主。

凡年少而患噎膈，大便不燥结，多属痰凝气滞，宜用郁金香附川芎为末，甜酒开水冲服，或加白芥子苏子亦可，痰盛者，酌加枯矾，然痰多因火煎而成，须再酌加黄连栀子之类以上三条宜与《反胃论》中，湿痰壅滞，酒食伤脾者参看。

十六、反胃

《景岳》曰：反胃之症，多属火虚，寒在上焦，则多为恶心，或泛泛欲吐，此胃脘之阳虚也；若寒在中焦，则食入不化，每食至中脘，或少顷，或半日复出，此胃中之阳虚也；若寒在下焦，则朝食暮吐，或暮食朝吐，乃以食入幽门，内火不能传化，故久而复出，此命门之阳虚也；寒在上焦，惟姜汤为最宜，或橘皮汤亦可，寒在中焦，宜理中汤，寒在下焦，宜八味右归之类。

反胃有因食积停滞者，宜和中丸。有湿痰壅滞者，宜平胃散之类。有酒湿伤脾者，宜葛花解醒汤。有胃火上冲者，宜香砂二陈汤，加姜汁炒黄连，或半夏泻心汤方见《伤寒》兼症条中亦可有火反胃，冲口即出，与虚寒反胃者不同。《三字经》云：食已吐，胃热沸。注：食已即吐，其人胃素有热，食复入而热相冲，不得停留，此与虚寒良久吐者异。按：以上诸症，必是吐出原物。有大便闭结而食入反出者，此血涸于下，下窍闭则上窍亦闭不开也，宜以补阴为主，而加乳汁、酥油、蜂蜜、豕膏之类以润之，润之不去，宜用蜜导法以通之。此系血枯于下，与膈噎门之食物自膈而转，大便秘塞者相似，而微有不同，盖彼之枯涸在中焦，此之枯涸在下焦大肠也，病在下焦，则食物较膈噎为易入，即反出亦必较噎膈稍迟，且吐出之物必多臭秽，与在上膈者不同，医者不可不察。

十七、噎膈反胃总歌

噎哽也是咽干槁在上焦津不足，汤饮可行食难入，补水生津不兼理痰破血救本源，遇食还须细细嚼得津则行也。膈在中焦挟郁成，干枯兼有血痰停，软物可吞徐又吐，或痰或食不同形，润燥化痰兼活血，二陈四物任减增。男子高年多有此，大便艰滞是真因二句总承上说。肥人忽得噎膈症，补气化痰六君应，嗜酒噎膈痰胶黏，二陈黄连砂仁并。少年噎膈亦痰凝，行气豁痰或兼清火为定论。三般名为类噎膈三般俱是痰病，但或兼补气，或兼清火，或兼行气，治法各不同耳，便时多无燥结郁，反胃饮食似常人言其食时甚利，与噎膈症不同，或寒或火要分清，缓吐为寒急为火，吐尽原物始安宁多不兼痰涎，寒宜温中兼暖肾宜理中八味之类，火宜清胃免冲腾，二陈黄连姜汁引，半夏泻心汤亦灵。此与噎膈干枯异，问食问大便自能明。又有肠枯徐反胃，此为血槁在幽门，槁在下焦食易入上不槁故食易入，润肠活血急滋阴。历指诸般反胃症，男妇老少却不论男妇老幼皆有之，食积痰凝伤酒湿，亦能反胃吐频频，可与三般类噎膈见前，参看症候相几行。

十八、气裹食

凡气裹食，多在胃脘上口，若用汤药，直下肠胃，则过关太速，故多不效，若用郁金、枯矾、槟榔、陈石灰、香附之类，为极细末，粘入饴糖内，细细缓嚼，恰中病处，取效尤速。凡一切痰血气等症，属胃脘者，皆宜如此治。

十九、肺痈肺痿

《锦囊》曰：此症由于劳伤气力，内有积热，外受风寒而起，又曰：久咳而胸乳痛，即看痰色如何，若浓浊如脓，或黄或赤，口中臭，即从肺痿肺痈治。以脉数而虚为肺痿，以脉数而实为肺痈。《心悟》曰：咳嗽时胸中隐隐而痛，吐脓腥臭者，肺痈也，宜加味桔梗汤歌曰：加味桔梗橘红甘，甜葶及见苡仁参，更有银花同入药，肺痈一服自能痊。《锦囊》曰：此方治肺痈，未成则消，已成则溃，已溃则愈，百试百验者也，方内有黄芪，注云：初起去黄芪，加防风一钱，溃后加人参，久不敛者，加合欢皮，食后徐徐服。又按：年老虚弱人，宜去葶苈，酌加瑞胶珠、蒲公英亦可，**葶苈皂枣丸**葶苈、皂角、大枣，《金匮》本方只有皂角、大枣，此加葶苈更效，葶苈酒炒，皂角火炮，去弦为末，大枣蒸熟各等分，同捣炼蜜为丸。注云：能提脓血除垢浊也。按：此方可与前加味桔梗汤，相间服之，俟脓血除净，再用前桔梗汤，加合欢皮、白蜡等，以敛之。一方用薏苡根捣汁，煎热服下，咽臭痰即解，无论肺痈已溃、未溃皆效，见《石顽医通》。又凡肺病痈脓不甚臭，尚带鲜血者，易治，若无鲜血脓极臭者，是肺之腐坏已久，极难治。若久咳不止，时吐白沫如米粥者，名曰肺痿，此火盛金伤，肺热而金化也。与肺痈有别。单宜润肺清火，宜用保和汤歌曰：保和知贝麦天冬，甘桔兜铃薄荷同，苡仁北味阿胶入，肺痿久服见奇功。水煎服，入饴糖一匙温服，气虚者加人参。

二十、瘰疬

俗名痒子。

凡瘰疬症，系肝经血燥筋缩而然《景岳》云：凡肝胆二经多气少血，故易致燥病。治法宜舒肝气，清肝火，缓肝急，润肝燥，用生地四物汤。加青蒿、柴胡、花粉、夏枯草、贝母、生甘草、藤萝花、玄参等为末，用猪子肝蒸熟捣烂，和药为丸，开水下。外用玉竹炖猪心肝、老鸭子服，所以滋金制木也，或兼服六味地黄汤，加麦冬、北味、瑞胶等，所以滋水养木也此专治气火久病之瘰疬，若骤然风寒外束其火，及过食辛热而成瘰疬者，又宜各审所因而兼治之。

二十一、三消症

《心悟》曰：渴而多饮者为上消，宜润其肺，兼清其胃，使胃火不得伤肺也。《锦囊》曰：此症属燥金受热，化而燥涩也，其舌上必赤裂，又名为肺消。

《心悟》曰：消谷善饥者为中消，宜清其胃，兼滋其肾，滋肾者，使相火不得攻胃也。《锦囊》曰：此症属胃中蓄热也，其久必瘦悴黄黑。自汗，大便硬，小便数，此症又名胃消。

《心悟》曰：口渴小水如膏者为下消，宜滋其肾，兼清其肺，清肺者，滋上源以生水也。《锦囊》曰：此症其人必瘦黑，耳轮焦干，腿膝枯细，又名为肾消。又曰：肾消者乃上消之传变，肺胃之热入肾，消燥肾脂，饮一溲二，溲如膏油，令肾枯燥；盖肺主气，肺无病，则肺气能管束津液精微，使之上潮咽噎，荣养筋骨血脉，余者为溲；肺病则津液无气管摄，而精微亦随溲下如膏油也。又曰：肾消，小便甜者为重，水生于甘而死于咸，小便本咸而反甘，是生气泄，脾气下陷入肾中为土克水也。

又按： 小便甜，另是一条消渴虚寒症，《东医宝鉴》云：腰肾虚冷，不能蒸化谷气，尽为小便，故味甘不变，其色清冷清冷二字，与如膏相反，此亦是与天热水浊，天寒水清之理相符。据此，则与下消条中所云小便如膏者大异，与后条虚寒消渴是一症。备录于此，以便参阅。

以上三症，《心悟》总谓之热结。治上消症，以二冬汤：天冬、麦冬、知母、甘草、黄芩、花粉、人参。歌曰：二冬汤内花粉芩，知母甘草及人参。中消症，治以生地八物汤，生地、怀药、知母、麦冬、黄芩、黄柏、黄连、丹皮。歌曰：生地八物用三黄，山知丹麦最为良。治下消症，用六味地黄汤，合生脉散，即八仙长寿丸加人参是也。又景岳云：三消症俱当以肾为本赵养葵亦主此。盖命门为水火之腑，水不济火，则火不归源，故有火游于肺而为上消者，有火游于胃而为中消者，有火烁阴津而为下消者，是皆真阴不足，水亏于下之消症也。总宜以六味加减治之。

又《锦囊》谓：消渴症，本乎热也。而热有内外虚实之分，若外邪传经之热，液耗而渴，气分受病，当与寒凉淡渗之剂，速清其热，热去而阴生矣。若阴虚而渴者，血受病也，当与甘温酸辛之剂滋益其阴，阴生而燥除矣，故业医者，凡症皆当识标本。

《东医宝鉴》云：三消症末传能食者，必发痈疽；不能食者，必传中满鼓胀。末传痈疽者，火邪胜也，其疮痛而不溃，或赤水是也。又曰：津液竭则经络涩，荣卫不行，热气留滞，故成痈疽也，传胀满者，治之太急，寒药伤胃，所谓上热未除，中寒复生也。

又按：消渴变疽，系过食肥甘煿炙之毒。又有强中症，因耽嗜色欲，或服丹石，真气既脱，热邪独盛，饮食如汤沃雪，肌肤日削，小便如膏油，阳强兴盛，不交精泄，名为强中消渴。以上三症皆不治，故未录方。

又查《千金》猪肾荠苨汤，治强中消渴。歌曰：猪肾荠苨参茯神，知芩葛草石膏因，磁石天花同黑豆，强中消渴此方珍。

二十二、消渴单方

丹溪曰：消渴宜饮缫丝汤，能引清气上朝于口。盖蚕与马同属午，心也，作茧退藏之义，能抑心火而止渴也。

二十三、虚寒渴症
诸书皆将此症混入三消症内，今别正之。

《锦囊》曰：命门火衰不能蒸腐水谷，水谷之气不能薰蒸上润乎肺，如釜底无薪，锅盖干燥故渴，肺亦无所禀受，不能四布水精，并行五经而为津液矣，其所饮之水，未经火化，直入膀胱，肾虚寒不能约束，故饮一溲二，试尝其味，甘而不咸可知矣，用六味加桂附之辛热，壮其少火，釜底加薪，枯笼蒸浸，槁木得雨，生意维新，惟明者知之，昔汉武帝病渴，仲景为处此方，诚元秘也。

二十四、饮水即吐症

《锦囊》曰：有一等渴欲饮水，下咽少顷即吐出，少顷复欲饮，药食毫不能下，此是阴盛格阳，肾经伤寒之症。仲景以白通汤加人尿猪胆汁热药冷投之法，一服即安，女人多有此症，白通汤加干姜附子葱白。

二十五、湿霍乱

湿霍乱者，系停食伏饮所致，吐泻交作，腹痛撩乱，其症稍轻，宜分寒热治之。热者口必渴，宜用藿香正气散加黄连；寒者口不渴，宜用藿香正气散加干姜；或生冷遏郁阳气，是为寒热交错之症，宜用藿香正气散加草果、槟榔、黄芩、知母之类；若不寒不热者，只用本方。

吐泻太甚，亡津液而转筋者，宜六合汤，六合藿朴杏砂仁，半夏木瓜赤茯苓，术参扁豆同甘草，姜枣煎之六气平。若舌卷囊缩者，为难治也。凡转筋，用手指于痛处，书木瓜字，呼木瓜名，痛即止。或曰：如左脚转筋，即将下阴向右扯，在右脚，则向左扯即愈。

二十六、干霍乱

干霍乱者，欲吐不得吐，欲泻不得泻，绞肠大痛，其症最重。此系秽气内闭脏腑，脾土壅满，转输失常，俗名搅肠痧，用烧盐和阴阳水探吐之，不可骤食米粥，直待吐净后，方可用米汤接补元气，再用理中汤加减治之。歌曰：绞肠痧即干霍乱，饮食内停乖痞见，若要胸前顷刻通，阴阳和水吐莫慢。又凡一切胸膈以上之症，皆可用此法。

途中饮水成干霍乱者，用好白矾末，调阴阳水灌吐之即愈。

二十七、青筋症

青筋症者，由风寒外闭经络，以致腹痛身痛，面青唇黑，呕吐恶心，憎寒壮热，头目昏眩，遍身麻痹，气血凝滞，南人谓之痧症，即乌痧胀之类详辨在《洗冤录》，必用刮痧法，然后于两手足曲池、委中穴青筋上，用针砭刺出恶血后，宜用散药，即以藿香正气散加减治之亦可。歌曰：乌痧胀即是青筋，只为寒邪外闭经，手足弯中须放血，犹如汗散气通行。

二十八、刮法

刮法者，先刮胸前背后景岳云：五脏之系，咸附于背，故向下刮之，则邪气亦随之而降，凡毒深病急者，非刮此处不可，二处，以酒杯口刮之其刮自上刮下，以邪气上行则逆下行则顺也，两手弯曲池、两足弯委中，不用酒杯，只以手从上推下，各二十四次手抹清油则滑而易推，且不甚痛，然后屈两指刺之，如取眉火之状。若病重者，必用磁锋放血。

按：凡寒邪外闭经络血脉，则身痛身麻或摇战，或一身青紫色，人事明白能言语如痧类，用刮法所以通外窍也。然亦可用吹鼻法，使由内通外，凡邪内闭关窍脏腑，或风痰上壅，猝倒不知人，不能言语，或为干霍乱，欲吐不吐，欲泻不泻，用吹鼻探吐法，所以通内也。然亦可用刮法，使自外通内，学者当深思其理。

二十九、疯癫

《经》曰：心者君主之官，神明出焉。然心象为离，必中虚而后神明能出，其疯癫者，非痰与火，即死血填其窍也，方用郁金以散结，生白矾以逐痰，猪心血以引经，血余以去瘀，少加细辛以通窍，五味研极细末，开水下，若刚暴甚者火必重，宜加黄连、苦参之类。

又笑治法：凡癫症不肯服药，用绳缚其两手，揪其发，使仰面，再用尺子抵其腋下，彼必哈哈大笑，因用药灌之，且笑则心窍大开，其药尤易入心也，其猪心血须生用晒干，方易为末。又此方专治狂乱不常，神形有余之症，若疑畏痴呆神形不足者，又当别治。

三十、九种心痛

《心悟》曰：当胸之下，歧骨陷中，乃心之部位也，心为君主之官，不能受邪，受邪则殆矣，心痛者，非真心痛，乃心包络受痛也，包络为心主之宫城，邪至此，势甚危，故宜急治。

按：心痛共有九症，气、血、寒、热、饮、食、虚、虫、疰是也。

歌曰：上壅攻刺痛非常，游走不定气为殃，急服沉香降气散沉香降气砂仁草，香附元胡[1]用楝好，按：沉香真者难得，少用细辛代之，通气尤速，管教时刻即安康。痛来有定不能移，转侧之时刺若锥，急进手拈散为妙剂手拈散，用元胡索、香附、灵脂并没药，此因血积逐方宜。舌燥唇焦喜冷泉此症喜饮冷水，脉多洪大，时疼时止热难堪，大便秘结溺红赤清法用此症宜用清中汤主之，若大便闭者，加大黄以利之，清中香附陈皮连，元胡甘草山栀全，更入金铃水煎服，热厥心痛自然安。按：热厥心痛，亦有手足厥冷似寒者，但唇焦口燥，与寒痛自别，热除疼止自安然。暴然心痛吐清涎，口鼻中气冷体憎寒兼手足在内，疼痛绵绵无止息得热物熨之，痛则减，姜附汤即干姜、熟附子加肉桂痊或艾灸法亦佳，又按：此症多冷痰积聚，服药多吐，非巴豆不能斩关夺将。饮停干呕脉来弦滑，或噎或咳不能安，腹内摇之多水响，小半夏加茯苓汤法可传小半夏加茯苓汤，甘草生姜共一方。按：此方加细辛二三分尤妙。心胸胀闷痛无边，伤食吞酸嗳腐连，拒按此症痛处手不可按脉来兼右手气口脉多紧滑，保和汤保和香附与山楂，厚朴陈翘葡子加，麦芽甘草同添入，食伤胀痛此方佳服效多端。虚疼惊悸见怔忡，手如不按此症按之则痛减痛无穷，归脾汤饮歌曰：参芪术草茯神归，枣仁元肉[2]还香随扶危急，伫见医人夺化工。面白唇红见点斑，日间时吐白沫涎，肌时痛甚因虫积或捶胸而痛稍止者，虫畏惊则缩也。又曰：凡虫痛皆时作时止，痛定则能饮食也，化虫丸化虫雄黄与槟榔，白术陈皮及木香，芜荑百部加神曲，更有雷丸法最良。或服明雄陈石灰为末，开水冲服亦妙服即能蠲。卒然心痛祟邪攻此即鬼疰作痛，面目青黧愦冒谓神昏也逢，脉兼乍大乍小两手之脉如出两人常谵语，神术葱白进从容此症宜用神术散、葱白酒、生姜汤并主之，歌曰：神术即是平胃散，加入菖蒲与藿香。

凡腹痛、胃脘痛，其分辨治法，皆与此同，惟肝木乘脾一症，多腹痛连胁，与此不同，宜分别治之。

三十一、胁痛

《心悟》曰：伤寒胁痛者，少阳症也，杂症胁痛，左为肝气不和，用柴胡疏肝散为主，随症加减柴胡、枳壳、香附、陈皮、赤芍、甘草。歌曰：柴胡疏肝枳壳全，香附陈皮赤芍甘此为主药，以下随加。唇焦口渴痛乍止谓乍痛乍止也，有火栀芩任意添。胁边起埂因食积，麦芽山楂青皮全。痛有定处不能移，日轻夜重血无疑，散瘀急把红花用，桃仁归尾牡丹皮。干呕咳引胁下痛，停饮半夏茯苓随。若是喜热复畏

---

[1] "元胡"即"延胡索"，后同。
[2] 元肉即桂圆肉，后同。

寒，欲得热手按胁间，此是寒凝须急暖，肉桂吴萸加入自安然。

又曰：右胁痛者，肝移邪于肺也，宜用推气散 枳壳、郁金、桂心、桔梗、甘草、陈皮、大枣、生姜。歌曰：推气枳壳并郁金，桂心甘草桔梗陈，其余加减同左胁，务在临时辨别清。所异者，左用枳壳，右用郁金，实为治胁痛之主药耳。

又曰：肝气燥急胁痛，或发水泡者，宜用瓜蒌仁去油、粉甘草、红花等，水煎服。歌曰：肝燥胁痛发水泡，蒌仁粉草红花妙，润燥缓肝郁火除，潜移点化通元奥。

三十二、腰痛

按：腰痛共有八症，风、寒、湿、热、血、气、痰及肾虚是也。数者之中，尤以肾虚为本。

歌曰：痛无常位足牵连 此症必痛引两足，风候脉浮又带弦。腰冷如水欣热慰 此症喜热畏寒，脉迟沉紧定为寒，二症俱宜君独活汤：独活寄生威灵仙，辛防归草茯苓兼，桂心狗脊秦艽膝，风寒湿气一齐蠲。一方治腰寒作痛，用沙苑、蒺藜、硫磺、小茴、骨碎补各等分为末，酒冲服极效，临时加减贵通权。似坐水中体困沉，腰间重坠湿来侵，脉形缓濡细 天阴甚 此症多遇天阴则发，二陈汤加苍术白术及独活效尤深。腰间发热重沉沉，口渴小便闭湿热蒸，痿软无力脉洪数，前方即苍白二陈汤加黄柏见功灵。转侧如刀锥刺肉中，昼轻夜重势难容，大便黑溺黄赤 因瘀血积，泽兰汤 泽归红芍人丹桃，酒水同煎血自清服有奇功。忽聚忽散痛循环，气滞腰间胀闷难，当脉见沉弦兼结伏，利气还须橘核丸 以上二症，多由闪跌，橘核丸歌曰：橘核川楝山楂子，香附荔枝小茴使。腰中软濡状如绵，脉滑如珠定有痰。二陈汤加白术白芥子同姜汁，竹沥添来萆薢煎 以上数症皆标症，非本症也；唯久坐观书、对弈而腰背痛者为本，宜分别治之。久坐观书或弈棋，腰背疼时本属虚，肥人多痰湿瘦人多血少，六君六味最投机。此症肥人多气虚而兼痰，宜用六君子汤加杜仲、续断之类；瘦人多血少而兼火，宜用六味地黄汤加当归、甘杞、杜仲之类，如下焦阳虚脉微迟者，宜用八味以温而补之。

三十三、疝气

《经》云：男子外结七疝，细查《景岳》，只有五疝而已。又《医学心悟》

云：凡痛不引丸睾者，即非疝气也。丸睾者，外肾子也。

一曰寒疝，寒疝者，其囊冷，结硬如石，阴茎不举，控丸睾而痛，得于坐卧湿地，或寒月涉水。古方云：寒疝痛用导气汤，川楝茴香与木香，吴茱萸以长流水，散寒通气利小肠。或寒久郁热，腹痛热辣，或流白浊，宜用草薢、黑山栀、吴茱萸、木香等，散寒清热，二者并行，此《丹溪心法》也。

一曰筋疝，筋疝者，阴茎肿胀，或溃或脓，或痛而裹急筋缩，或茎中痛痒，或挺纵不收，或时下白物，得于房室伤劳，及邪术丹药所使，当以降火之剂下之。《集解》云：宜用甘草梢二两，黑豆一升，水煎服，外有瘰疝，内裹脓血，其实即筋疝也。

一曰血疝，血疝者，状如黄瓜，在少腹两旁，横骨两端，得于春夏大燠劳动，使血流入脬囊结成，宜以和血之剂下之，用桃仁承气汤之类。

一曰气疝，气疝者，其状上连肾区，下及阴囊，得于号哭忿怒气郁而成，宜散气。

按：此气疝有上冲者，宜疏利下降，用荔核、橘核、沉香、槟榔、茯苓、小茴之类，或用玄胡、川楝、茯苓亦可；有下坠者，宜用补中益气汤升提之，再加茯苓小茴，临卧时服尤妙。

狐疝 卧则入腹，立则出腹为狐疝 亦与气疝大同小异，宜用木香、元胡、小茴、川楝之类。

一曰水疝，水疝者，阴囊肿胀如水晶，小便不利，阴汗不绝，盖湿热郁而胀秘也。景岳云：此疝或囊痒而搔出黄水，或少腹中按之作水声，大约得之地气卑湿。《集解》用黑牵牛四两，小茴一两炒为末，姜汁调下一钱，或加木香一两。

歌曰：疝气从来只五般，莫将七疝误相传，气血寒筋兼水著，厥阴连肾此言诸疝皆在于肝肾之界痛牵丸。寒疝硬坚囊似石，萸茴川楝木香煎。热因寒郁栀萸并，自有丹溪法可沿。血疝瓜形藏小腹，桃仁承气下为先。水晶囊似因伤湿，茴香黑丑一齐研。气形虚胀原无物，疏利升提自可痊。更有筋伤脓血溃，此因房术结成冤，解毒必须兼降火，甘梢黑豆两般攒。

三十四、附妇人小儿疝

《丹台玉案》曰：俗谓疝为小肠气，其实所属者厥阴肝经耳。《外台秘要》

亦谓疝本邪客厥阴，并连少阴界耳。又诸书谓妇人无疝病。《玉案》曰：妇人小腹两边，逼近阴处，忽然并结胀痛，或皮内顶起如鹅子大者，乃寒气聚于厥阴所致，小腹受寒气，其病即发矣，是谓之阴疝。孰谓妇人无疝乎？又曰：小儿偏坠一丸极大，多是食积不消，脾湿下流，入于肝部而成，此症不必以大人之疝治之。

三十五、白浊

白浊一症，有谓属湿热者，有谓属虚寒者，然观天气热则水浊，天气寒则水清，自当以属热为定论，但因小便而出名，谓之便浊_{其浊由尿管出}，又谓之膏淋，此肝胆之火也，宜萆薢饮。若不便亦出者，谓之精浊_{其浊由精管出}，乃肾水不足，淫火熏蒸，故精离位而滑出也。赤浊者，浊液流多，不及变化也，或心火太盛，亦见赤色也，宜六味地黄汤，加焦柏、前仁、石斛、牡蛎之类，或少佐砂仁与黄柏同用，一苦一辛，尤易利湿，亦可保脾胃，此与三才封髓丹意同。色赤者，加灯心、莲子之类。若精浊日久滑甚，当于六味汤中，重用白术、莲米等，兼固脾土，以摄肾水，方能收功，其分利药，宜酌量减去。

三十六、遗精

遗精一症，议论不一，方法甚多，试之皆不效。阅历之久，见此症只有二种，一曰火盛，一曰气虚。凡鳏旷无室之人，乱思乱想多欲火，或受屈抑之人多郁火，或湿从内受，或湿从外受，久之湿酿为热，则相火不靖，皆能泄精，治宜清热利湿，如清心莲子饮_{清心莲子石莲参，地骨柴胡赤茯苓，芪草麦冬车前子，燥烦消渴及崩淋}，加砂仁、焦柏之类；或用经霜野苦麻菜一味为末，淡甜酒冲服，亦可清热利湿_{野苦麻菜，俗名剪刀草，又名鹅脚板，叶似莴苣，面带红赤色，有毛刺}。其余读书静坐之人，多属脾气虚弱，土不能摄水，故积精即遗，古人用加味建中汤，最为得要_{加味建中汤，人参、白术、当归、甘草、桂枝、白芍、生姜、大枣、饴糖}，盖土旺自能摄水也。或兼心血不足，可加生枣仁；或多肺火，可加麦冬、花粉；或枯燥宜润，加玉竹、瑞胶、北味子之类。若气既不能摄精，而骤用熟地以补肾水，则速之使溃矣；若日久虚滑，用真龙骨_{火煅水淬}、白茯苓、怀药、枣皮各等分为末，米糊为丸，或下焦虚寒，少加肉桂亦可，临食前服，随用食厌[1]之，勿令龙骨着胃脘，反生痞胀。

三十七、脱肛

脱肛由于气虚下陷，宜用洋参、升麻、怀药、当归、生西芪，以猪肛门装前药炖服。由湿热者，加黄芩、栀子；兼虚寒者，加炮姜、附片；外有因血虚大便干燥，强挣以致肛脱者，宜用四物，加升麻、火麻仁、生蜂蜜、麻油、木耳之类，水煎服，以润而提之。

三十八、泄泻

本《元枢》，共十症。

湿泻濡泻即水泻泄下，多水又兼肠鸣腹不疼。寒湿洞泻即寒泻，鸭溏清澈痛乃寒痛也雷鸣。完谷不化名飧泄《史记》名洞风，土衰木盛不升清。按：此症兼有风，故升阳益胃汤内多风药。脾虚腹满之病必多食后泄，肾家之泻属寒虚者每清晨必泄数行治法口诀大意。湿泄胃苓分清浊，或用苍白二陈汤，加细辛二三分尤妙；寒泄附子理中添；飧泄升阳益胃治，倍加芍药减黄连；脾泄参苓白术散；肾泄二神四神丸。歌曰：四神故纸吴茱萸，肉蔻五味四般齐，大枣百枝姜八两，五更肾泄火衰扶，去五味子吴茱萸名二神丸。伤食作泻即胃泄，其症噫气腹痛䊵而粘[2]实则推下，虚则消导。渴饮泄其症复且渴且饮而泄水逆为害，当利而导之，时泄时止即属痰疏而化之。火泻阵阵痛饮冷阵阵者时痛时止也，清而凉之，宜戊己丸之类，暑泄面垢汗渴烦解而利之，宜薷苓汤之类。滑泄日久不能禁补而调之，须用收塞兼温暖命门之剂，大瘕泻今时作痢看。

按：此歌内，尚缺湿热作泻一症。景岳云：凡胃强阳盛之人，偶伤生冷，得湿成热，日久作泻者有之，其脉多沉实而数，宜用二陈汤，加防风、焦柏、砂仁。又《寓意草》云：肺燥咳嗽不已，久则遗热于大肠，或泻完谷，或泻肠垢，宜用黄芩、地骨皮、杏仁、甘草、阿胶等，治之则愈，补录于此，以便检阅。

薷苓汤

治夏月暑泻欲成痢疾。

---

[1] 厌，当作"咽"。
[2] 粘：当作"黏"。

香薷 一钱五分　黄连 八分,姜汁炒　厚朴 一钱,姜汁炒　扁豆 一钱,炒,去谷　白术 八分,陈土炒　猪苓 一钱　泽泻 一钱二分　茯苓 八分

升阳益胃汤

治脾胃虚弱食后飧泄频频。

柴胡 一钱　白术 一钱　茯苓 一钱　泽泻 六分　羌活 六分　独活 六分　防风 六分　黄芪 一钱二分　法半夏 一钱二分　人参 一钱　甘草 六分　黄连 三分　陈皮 八分　白芍 二钱

戊己丸

治肝经郁热泻泄不止，亏损脾胃。

黄连 六钱,酒炒　吴茱萸 三钱,炮、焙　白芍药 二两,酒炒

上以神曲末为丸，如梧子大，米饮送下二钱。

按：肝经郁热作泻，与脾胃受湿热作泻不同，脾胃湿热，泻时其腹不痛，肝经郁热作泻，泻时其小腹必痛，泻后稍止，逾时腹痛又作泻，其痛多连胁。脾胃湿热，宜用二陈汤，加砂仁、焦柏、防风之类；肝经郁热，宜左经丸，戊己丸之类。

三十九、血淋溺血

《集解》曰：痛者为血淋，不痛者为溺血。血淋之证，因小肠热甚，动血渗入膀胱，方用小蓟饮子，又方用三生益元散即滑石、甘草加生侧柏叶、生车前、生藕即是也。《心悟》治血淋，用生地四物汤，加桃仁、红花、花乳石。《心悟》曰：心主血，心气热，则遗热于膀胱，阴血妄行，而溺出焉，又肝主疏泄，肝火盛亦令溺血，清心阿胶散主之阿胶生地麦归栀，丹参丹皮与血余，清肝加味逍遥散主之。若久病气血俱虚，而见此症，八珍汤主之。凡治溺血，不可轻用止涩药，恐积瘀于阴茎，痛楚难当也。

按：凡血从尿管出，断无不痛之理，大约强壮骤起，及脉有力者为血淋，属标，宜以清火导瘀为主；若衰弱久病，及脉息无力者，属本，宜从阴络伤，则血内溢之说，须清火固气兼收涩，若恐积瘀茎痛，当于收涩中，济以散瘀之品，如用四君子加怀药、扁豆、枣仁、乌梅、龙骨、棕灰、五灵脂炒烟尽、血余、泽兰、童便、麦冬、花粉之类，若纯属虚寒，当温补兼升提，或兼去瘀方妥。若不分标本寒热，概用清火导瘀之剂，则气逾陷而面逾滑，其能愈者鲜矣。又必省思虑，

慎起居，戒烦恼，忌发物，无使阴为阳扰，庶收全功。又凡大小便失血，及崩漏已久，必须以白术为君，取其能固气举陷也，又必浸以人乳，使入血分方妙，此与阳络伤血从上溢，必用牛膝以清降之意，正自相反。

四十、大便下血
即肠风下血。

《景岳》曰：大便下血，多由肠胃之火，盖大肠小肠，皆属于胃也，但血在便前者，其来近，近者，或在广肠，或在肛门；血在便后者，其来远，远者，或在小肠，或在于胃。血之妄行，由火者居多宜用约营煎之类，约营煎：生地、芍药、甘草、续断、地榆、黄芩、槐花、荆芥穗、乌梅，水煎食前服。又俗云：肠风下血，亦有至理，无论火微甚，皆宜凉血兼散风治，或内动之风，或外袭之风，惟血虚有热者最多，故治下血方中，多宜用藤萝花、炒荆芥穗、笔筒草根、防风等药，风散则火散，火散则血止。一方用槐花、黄连，少加细辛炖猪肛门服，亦是一凉一散之意，然亦木必尽出于火也，故于火症之外，则有脾胃气虚兼寒而不能统血者，宜用补中汤加炮姜、怀药、乌梅之类，有脾胃气虚而兼血热者，宜用补中汤加生地、黄芩、地榆之类，有脾胃气虚久病而兼血滑者，宜用补中汤加怀药、龙骨、棕灰、乌梅之类，不可概同火治大约除火症之外，其血必不甚多，其色亦不甚鲜红。

四十一、脏毒

《心悟》曰：凡人脏腑有热，风邪乘之，则下鲜血，此名肠风；若肠胃不清，下如鱼肠，或如豆汁，此名脏毒。《锦囊》曰：肠风者，邪气外入，随感随见，所以色清；脏毒者，内蕴积毒，久而始见，所以色浊，治肠风以散风凉血为主，治脏毒以清热凉血利湿为主，又要看其虚实新久，新者实者，降之泻之；虚者久者，升之补之。又曰：腹不痛，血清而鲜者，名曰肠风；腹痛血浊，而色晦者，名曰脏毒。又曰：肠风者，风邪淫乎肠胃也；脏毒者，湿邪淫乎肠胃也。若血射如线者，虫痔也，肠风脏毒之血，自肠脏而来，五痔之血，自肛门蚀孔出也。

四十二、结阴便血

结阴便血者，以风寒之邪，结于阴分而然，此非伤寒之比，盖邪在五脏，留而不去，是谓之结，阴结不得外行，则病归血分，故为便血。《经》曰：结阴者便血，此宜外灸中脘、气海、三里，以散风邪，内以平胃地榆汤温之歌曰：平胃地榆十七味，四君配入平胃是，归芍枣曲榆葛升，干姜附子同益智。《锦囊》曰：此言阴气内结，不得外行，渗入肠间，乃寒湿生灾，而阴邪之胜也，大约此症，得之坐卧湿地、恣食生冷。又按：此症必腹痛绵绵，其血色必黯晦带青色。

按：脏毒与肠风易辨，惟云腹痛血浊，似与结阴便血相似，然细玩如鱼肠，则色必杂，如豆汁，则色带黑黄，结阴则血必黑黯带青，脏毒由膏梁积热，结阴由坐卧湿地、恣啖生冷，积寒所致，惟贫贱辛苦，及小儿纵口腹多有此，且脏毒脉必洪实或数，结阴脉必沉迟或兼紧。

四十三、便血总歌

风邪骤感患肠风，下血清鲜色带红，腹内不疼随感发，祛风凉血约营煎功，乌梅生地白芍甘草、地榆续断，荆芥穗黄芩槐花一例充。湿热久留肠胃间便下如，鱼肠或如豆汁并相连而下，血浊腹疼名脏毒，清凉利湿病斯安，苡仁、焦柏五加皮苍术用，金银花生甘草白芍土茯苓煎。寒湿凝结在阴经，生冷伤时湿地侵，血形黑黯兼青晦，平胃地榆仔细斟，气海关元皆可灸，寒随温散保安宁。

四十四、脚气

《心悟》曰：脚气者，脚下肿痛，即痹症之类也，因其痛专在脚，故以脚气名之。《景岳》曰：脚气之因有二，一则自外而感，一则自内而致也。自外而感者，以阴寒水湿雨露之气，或坐卧湿地，致令湿邪袭人皮肉筋脉，则病始于下，而为腿足之病，此外因也南人及贫苦者多此，其症疼痛拘挛，恶寒清厥脉多弦细，治宜温经除湿为主，是以古人治此之法，大抵热药多，寒药少，故每用麻黄、川乌、桂、附、干姜之类。《内经》曰：湿淫于内，治以苦热，正以乌附麻黄，走而不守，故能通行经络，干姜官桂，辛甘大热，故能助阳退阴，湿邪既除，病无不愈。按：外因多寒，然《锦囊》《心悟》俱谓寒湿郁久，多变为热，其肿痛处热辣，又当于疏风去湿之中，加入黄柏之类，不可专用辛温助热。若寒邪入腹，喘急疼痛，或筋急上冲，闷乱危急欲绝者此为寒脚气攻心，手足脉欲绝。脚气所以攻心者，以足三阴经，皆从足入腹也，宜吴茱萸丸，或茱萸木瓜汤。茱萸丸：茱萸、木瓜等分为末，酒糊丸，空心酒下。茱萸木瓜汤：茱萸五钱，木瓜一两，槟榔二两，生姜三片，水煎服。若风湿合邪而为脚气者，其症必兼外感，或筋骨疼痛，或寒热往来，宜败毒散加减；若寒湿兼风者，宜五积散。又《回春》所载脚气上攻症云：脚气干于肝，令人左胁有块坚如石；干于痹[1]，令人痞；干于心，令人绝，方用椮木节一升，橘叶一升，槟榔七枚，火煨捣碎，水煎兑童便服。

自内而致者，以甘肥过度、酒醴无节，或多食乳酪湿热之物，致令热壅下焦，走注足胫，而日渐肿痛，或上连手节《锦囊》亦谓因外感者，只下胫肿痛，由内伤者，乃或至于手节，此内因也北人及富贵者多此。其症必烦热多渴，脉息滑数，二便或多不利。治宜利湿清火为主，如防己饮、加味二妙丸，皆可用。防己饮：防己、白术、木通、槟榔、川芎、甘草梢、犀角、苍术、生地黄。加味二妙丸：苍术、黄柏、川牛膝、汉防己、当归、萆薢、苡仁、败龟板酒炒。若湿热气壅，上冲胸腹此为热足气攻心，烦渴闷乱，头痛口干者，活人犀角散，枳壳曲炒沉香各七钱半，槟榔、紫苏、麦冬、赤茯苓[2]各一两，木香、防风各半两，生石膏二两，水煎去渣，入淡竹沥一合，更煎一二沸温服。

又方槟榔散，治脚气上冲心腹，喘急不得眠，槟榔、木香、茴香等分，以童便一盏煎服大约此方所主，只是湿气上攻，不兼寒热者，故方中无寒热之品，又《锦囊》曰：脚胫间肿痛，俱从湿治，但肿而红者为阳脚气即上内因湿热，肿而不红者为阴脚气即上外因寒湿，又《集解》曰：湿热流注经络，遍身疼痛热肿者，宜当归拈痛汤当归拈痛羌防升，苓泻茵陈芩葛明，二术苦参知母草，疮疡湿热服之灵。

《指掌》曰：若腰脚肿痛，大小便秘，喘满腹痛者，宜大黄左经丸，枳壳、厚朴、细辛、黄芩、羌活、前胡、杏仁、茯苓、炙草、大黄、姜枣引，水煎食前服。

《景岳》曰：凡脚气攻心，必喘气急，总以行滞降气为主。

《锦囊》曰：凡脚气攻心，黑瘦者易治，肥白者难治。又曰：脚气入腹冲心，大便不通，可用三将军丸，吴茱萸木瓜大黄等分，米糊丸，粳米枳壳汤下，以通利为度。

歌曰：脚气攻心俗名麻脚症，此症从受湿脚麻起，渐至气喘腹痛，不急治则杀人有两般，行滞降气法为先，槟榔茯苓枳壳厚朴皆堪用，童便还须入药煎。寒用吴茱姜并进，

---

[1]痹：当作"脾"。
[2]赤茯苓：为赤苓、茯苓。

热须黄芩黄柏石膏攒，热壅气喘二便闭，大黄加入自能痊。仓皇无药黄荆叶，童便盐花酌共添，热甚车前堪作引，寒加姜汁得安然。

四十五、肿不肿分辨

《锦囊》曰：凡肿者为湿脚气兼湿热、寒湿二症，湿者，筋脉弛长而软，或浮肿，或生臁疮之类，治宜利湿疏风。不肿者，为干脚气，干即热也，筋脉蹉缩挛痛，枯细枯细二字宜着眼，枯细者，非但不肿也而不肿是也，治宜活血润燥按：此即是痿躄症，宜兼润肺燥以荣金伐木，详见《嘉言寓意草》。《心悟》曰：肿者名湿脚气，水气胜也又按：闪跌气血凝滞亦作肿痛，但闪跌肿痛，具来甚速受，湿脚痛，其来以渐，细问自知，槟榔散主之，槟榔、牛膝、独活、防己、秦艽、天麻、木香、当归、赤芍、桑枝，水煎服，兼寒者，加川乌、仙茅之类，兼热者，加黄柏之类槟榔散，歌曰：槟榔牛膝独防艽，麻木桑枝归芍饶。不肿者，名干脚气，风气胜也，四物汤加牛膝木瓜主之按：此方，宜重加玉竹、瑞胶等，以滋化源，又脚气有寒，不兼湿者，亦但痛不肿，宜用温热药，如四物汤加牛膝、仙茅、桂、附之类，不可同干脚气治。

《锦囊》曰：脚痛有属痰流注者，脉沉滑或弦，腰间有块，互换作痛，及恶心头眩者，痰也，宜豁痰行气。《锦囊》曰：腿痛有属阴虚者，脉细而数，或两尺洪盛，肌体羸瘦，足心及足跟俱热痛，或兼足指蹉缩，不能任地此惟少年酒色过度者，多有此症，宜滋阴降火，四物加知、柏、牛膝、杜仲。又丹溪云：足跟乃督脉发源之所，肾经所过之地，诸骨承载之本，凡或热、或肿、或痛者皆足三阴虚热所致，乃火起于九泉，阴虚之极也。

《景岳》曰：凡气血亏损，风寒湿三气乘虚内侵，筋骨历节痹痛之极，及痢后鹤膝风等症，宜三气饮，当归、甘杞、杜仲、牛膝、茯苓、芍药酒炒、熟地、肉桂、细辛、白芷、甘草、附子、生姜。气虚者，加人参、白术，风寒胜者，加麻黄。此饮亦可浸酒服三七归杞杜牛苓，芍药熟地桂芷辛，甘草生姜兼附子，气虚加术与人参。《心悟》曰：患痹日久，腿脚细膝头肿大，名曰鹤膝风，此三阴本亏寒邪袭于经络，遂成斯疾，宜服虎骨胶丸，外贴普救万全膏，则渐次可愈。虎骨胶丸，即八味去枣皮，加当归、续断、杜仲、牛膝、人参、桑寄生贫苦者，以黄芪代人参，用虎胶为丸。又大防风汤，亦治鹤膝风，见《景岳》"古方八阵补阵门"，即八珍汤，去茯苓，加肉桂、附片、羌活、防风、杜仲、牛膝、黄芪。歌曰：大防风汤，即八珍去苓，加桂杜防增，羌牛芪附煎汤饮，鹤膝疼时有异勋。

《锦囊》曰：脚气湿流于下，生疮肿痛，久而不愈，乃脚气下注成漏也，须用升提之药，如当归拈痛汤之类是也。又曰：一环跳穴在胯眼及足跟，彻痛不已，外皮如故，脉沉数，或滑者，防生伏骨疽，乃肾经阳和之气不足，故肾部隧道骨缝之间，气不宣行，阴血凝滞而为疽也，宜内服三气饮，外用艾火灸之，俾阴转为阳，免致疽。又曰：脚气转筋，有因血热血燥不能养筋者，宜四物加红花、南星、酒芩之类；有因寒者，盖寒主收引劲急，故筋转而痛也，宜温经散寒；有因吐泻伤津，筋失所养，以致转筋人腹者，宜温养脾胃，化痰顺气，使中气运行，而转筋自止也。又按：转筋症药内，必加入木瓜，以筋属肝，木瓜酸走肝而伐木也。

《景岳》曰：凡饮食不消，心下痞闷，腿脚肿痛，此乃饮食内伤脾胃之气，不能运行上升，则注为脚气，当用开结导饮丸。白术、广皮、茯苓、泽泻、神曲、麦芽（炒）、半夏各一两，枳实炒、青皮、干姜，各五分，共为末，汤浸蒸饼丸，每服四五十丸，开水送下。

四十六、脚气引经药

《锦囊》曰：前臁为阳明，白芷升麻为引；后臁为太阳，羌活防风为引；外臁少阳，柴胡为引；内臁厥阴，青皮吴萸为引；内前臁太阴，苍术白芍为引。歌曰：前臁阳明白芷升，后臁太阳羌防匀，外臁少阳柴胡引，内臁厥阴吴萸青，内前臁属太阴位，苍术白芍用之灵。

四十七、筋症

《经》曰：筋寒则拘急，热则短缩，湿则松弛，大约拘急与短缩相似，但拘急者，遇温暖则暂愈，与短缩之一定而不易者有别，且必有脉症可凭。

四十八、筋络热痛掣跳弦急口苦口干症

按：人身肝主筋，筋热痛者，乃肝热血燥也，口苦者，乃胆热汁泄也，方用生地四物汤，加藤萝花酒炒、龙胆草、柴胡等，方能直达病所，然此特清火治标

之法。若久病枯瘦，火不甚而筋痛者，当养血营筋，以培其本，又必兼用阿胶、玉竹、花粉、麦冬、粳米之类，以清润肺胃，用甘杞、熟地、山萸之类，以滋补肾水。所以然者，阳明主润宗筋，肾水可荣肝木也，若遇用辛燥，必成痿者，筋燥急而短缩也。

又按：此条专论燥症筋痛，若红肿而痛必因湿热，当用五加皮、苡仁、焦柏之类，不可与此同论。

四十九、痿症

《锦囊》曰：凡病痿之人，饮食日盛，形体日肥，而足中不为用此症兼腰脊不举，并无痛楚顽麻，岂水谷入海，阳明气旺，独不能运化精微，以强筋骨乎？此乃火邪伏于胃中，但能杀谷而不能生津液、灌百骸，是以饮食倍于人，而足反不为之用，此所谓壮火食气，胃热消谷善饥也。阳明之热邪，原是肺热之传来，故治痿独取阳明者，非补阳明也，治阳明之火邪，无使干于气血之中，则湿热清而筋骨强，足痿自起，此经不言"补"而言"取"者，盖"取"去阳明之热邪耳。《心悟》主五痿汤，即四君子，加知母、黄柏、苡仁、当归、麦冬。

五十、脚气总歌

外因寒湿内因湿热，二症皆肿兼湿者必肿要明白以上二症与不宜用补剂，恐壅闭经络，使痛亦甚也。阳症红肿阴不红，湿热寒湿从兹别，皮肤不红内辣痛，此是寒久郁其热，平时并无脚疾因，猝然肿痛防跌折以上皆兼肿痛者言。干细血枯痿躄症一名干脚气，不肿不细但痛因寒得不兼湿。风湿合邪外感重，一身疼痛发寒热不单属脚气，加减败毒散是良方，寒湿兼风用五积散，以上二项皆兼三阳表症。但痛不肿足心烧，多是少年伤酒色。体瘦脉散急滋阴，四物杜牛加知柏。腰间有块互换疼连脚亦疼，兼有脉沉滑，恶心头眩等症，行气豁痰为上策，脚气攻肝左胁有块，杉木节槟榔合橘叶，水煎童便引子加，除湿散寒方最的。饮食不消心下痞，注为脚气当开结谓宜消食也，膝头肿大脚胫臁枯细，古人名之为鹤膝，三阴本伤寒外侵，大防风汤是秘诀。外有转筋痛非常，要分寒热与吐泻，痿症不疼足不用，须在阳明除湿热，更有伏疽皮不变，脚跟痛连环跳穴，此是阳微气不行，温经散寒最宜急如三气饮之类。

五十一、手足麻木

本《锦囊》。

丹溪谓手足十指麻木分而言之,木是不知痛,麻是如初解状,是胃中湿痰死血,然中气不足,不能连四肢者居多当以脉之虚实、神之强弱、年之老少别之。

医学专辑

卷十一

杂论门

方亭罗绍芳林一氏纂辑 / 仲男 文溥渊亭氏编次 / 门下生方问经史臣校字

一、调护水火论

本《锦囊》。

《经》曰：邪之所凑，其气必虚，不能治其虚，安问其余。然充足空虚者，气血也。化生气血者，水火也。水火者，生身之本，神明之用也。《灵枢》曰：水之精为志，火之精为神。然水火宜平不宜偏，宜交不宜分。火性炎上，故宜使之下。水性就下，故宜使之上。水上火下，名之曰交。交则为既济，不交则为未济。交者生之象，不交者死之徵也。如消渴症不交火偏盛也，水气症不交水偏盛也。故火者阳也气也，与水为对待者也。水为阴精，火为阳气，二物匹配，名曰阴阳和平，亦名少火生气，如是则诸病不作，可得长生矣。倘不善摄养，以致阴亏水涸，则火偏胜。所谓阴不足，则阳必凑之。是为阳胜阴虚，亦曰壮火蚀气，是知火即气也，气即火也。故《仙经》谓：火即药，药即火也。东垣亦曰：火与元气不两立，即指此也，譬诸水性，本流本寒，过极则凝而为冰矣，解则复常，非二物也。盖平则水火既济，火即为真阳之气，及其偏也，则即阳气而为火矣，始与元气不两立，而成乘否之象焉。故戴人曰：莫治风，莫治燥，治得火时风燥了，言苟能解此，则已连阴阳水火之原曲畅旁通，何施不可。正指火之变态多端，其未病也非一。明乎此则余皆可辨，但重养阴者，谓人之一身，水一而已，火则二焉。阳常有余，阴常不足，自少至老，所生疾病，糜不由于真阴不足。故补阴之品，自少至老，不可一日间断。其补阳之药，劝诫谆谆。虽然禀性不同，阳胜人补阴，固宜阴胜人补阳尤要，况阴从阳长，单滋阴分。徒伤胃气，反绝后天化生之源，要知纯阴之药，则得肃杀闭藏之气，何有阳和化育之功哉。况天非此火，不能化生万物；人非此火，不能有生天之阳气能交于下，地之阴气能交于上。人之真火能藏于下，则真水能布于上，阳施阴化之象克昭。气血平和之长日旺，盖阴阳之精互藏其宅，阴中有阳，阳中有阴，故心火也，而含赤液肾水也，而藏白气，赤液为阴，白气为阳，循环往复，昼夜不息，此常度也。至子时，则肾水中之白气上腾，所谓行阳二十五度也至午时，则心火中之赤液下降，所谓行阴二十五度也。苟从恣情欲，亏损真阴，阳无所附，因而发越上升，此火空则发之义。是周身之气并于阳也，并于阳则阳愈盛而阴愈亏。由是上焦发热，咳嗽生痰，迫血吐衄，头痛烦躁，胸前骨痛，口干舌苦，五心烦热，潮热骨蒸，小便短赤，此其候也。

久则孤阳不能独旺，无根之火岂能长明，《经》所谓壮火蚀气，气亦弱矣，而阳亦虚焉。由是饮食不化，泄泻无度，丹田不煖[1]，筋骨无力，梦遗精滑，眩晕自汗，卒倒僵仆，此其候也。然少阴藏中，重在真阳，阳不回，则邪不去；厥阴藏中，职司藏血，不养血则脉不起。故阳虚者，补阳以生阴，阴虚者补阴以配阳，慎勿偏重而反增偏害也，只宜补水配火，不当泻火救水，此论已透发无疑。

二、火字论

本《锦囊》。

以火言之，有阴火，有阳火，有土中之火，有木中之火，有中之火。阳火者，天上日月之火，生于寅而死于酉。阴火者，灯烛之火，生于酉而死于寅，此对待之火也。水中火者，霹雳火也，即龙雷之火，无形而有声，不焚草木，得雨而益炽，见于季春而伏于季秋。以五月一阴，生水底冷而天上热，龙为阳物，故随阳而上升，至冬一阳来复，故龙亦随阳而下伏，雷亦收声，人身肾中相火亦犹是也。平日不能节欲，以致命门火衰，肾中阴盛，龙雷无藏身之位，故游上而不归，是以上焦烦热、咳嗽等症作焉。善治者以温肾之药，从其性而引之归源，使行秋冬阳伏之令而龙归大海，此至理也，奈何今之治阴虚火衰者，以知柏为君愈寒其肾，益速其死，良可悲哉。若阴虚火旺者，此肾水干枯而火偏盛，宜补水以配火，亦不宜苦寒之品以灭火。故云壮水之主以镇阳光此谓也，如灯烛火亦阴火也，须以膏油养之，不得杂一滴寒水，得水即灭矣。独有天上火，入于人身，可以凉水沃之，可以苦寒解之。按苦寒如芩、连、栀、柏之类，宜于实火。甘寒者如二冬、玄参、花粉之类，宜于虚火二者不可混看。如河间所论六气暑热之病是也，其余炉中火者乃灰土中无焰之火，得木则烟，见湿则灭，须以炭培实以温烬。如人身脾土中之火，宜以甘温养之，而火自退。《经》曰：劳者温之，损者温之，甘温能除大热者，此也空中之火，附于木中，以常有坎，水滋之，故不外见惟干柴生火。燎原不可止遏，力穷乃止。人身肝火内炽，郁闷烦躁，须以辛凉之品发越之。《经》曰：木郁则达之，火郁则发之，使之得遂其炎上之性，若以寒药下之，则逾郁矣。以热药投之，则逾炽矣。金中火者，凡山中有金银矿，或五金埋瘗之处，夜必有火光，此金郁土中，而不得越，故有辉光发见于外，人身皮毛空窍中自觉针刺蚊咬，及巅顶如火炎者，此肺金气虚，火乘虚而见。肺主皮毛

---

[1] 煖：当作"暖"。

故也宜用补中汤合生脉散主之。《经》曰：东方木实因西方金虚也，补北方之水，即可以泻南方之火。虽曰治金中之火而通治五行之火无余蕴矣。

三、上损从阳下损从阴症论

上者心脾肺也，下者肝肾也。观其人之所处不同，即知其所损之各异。如读书课训，及坐铺劳心之人，多损心脾，以致健忘、惊悸、怔忡、盗汗、不嗜食、不安卧、四肢倦怠等症。一用归脾汤以壮气行气为主，主以补血为佐，盖思则气结气短，故用参、芪、术及木香以壮之行之，气伤则血亦伤，故兼用龙眼、酸枣以补血，然终以气为主也。一用天王补心汤以补血为主，以补气为佐，盖心过劳则阴不聚，而离宫火炽，故用玄参、二冬之属以清热，血伤则气亦怯，故兼用参、术以壮气，然终以血为主也。此二症皆是此因人禀之异，而用药亦各殊也。

贫贱辛苦之人，多损脾胃中宫之气，共有三症。气虚不能敛纳元阳，则浮阳外越，必皮肤蒸热，脉浮大无力，宜用四君子，加怀药、扁豆、乌梅、姜、枣以收敛之。清阳不升，浊阴不降，必胸中蒸热，所谓阴火乘其土位也，宜用补中汤，加枳壳、麦芽、茯苓之类。脾主四肢，阳气下陷，必手足发热，宜补中汤。二症脉皆沉弱，以上三症皆起于饥饱不时，劳逸过度，或过服消耗克伐之品，以致中气亏损而然，亦皆兼有四肢倦怠，语言怯懦等形症。又凡小儿饮食不节，致伤脾胃，或泄泻，或停聚，或面黄肌瘦，宜用六君子汤，略加消导之品，使中央健运，真气流行，此上损从阳之说也。

生平多不遂意之人，及妇女孀居之辈，多损在肝，盖惟事多抑郁，则肝木燥烈，拳屈不能，条连畅遂，必致下克脾土，多胃脘痞胀不食或吞酸水，或口苦，或肋痛，重按稍止，或腹痛作泄，泄后痛稍止，未几复泄。此肝木克脾土之明验也，治宜以舒肝气为主，然有宜兼清肝火者，如左金丸是也。有兼扶脾土者，如逍遥散是也。有宜兼滋肝阴者，如四物加柴胡是也。宜假肺金以平之者，如四物加柴胡、玉竹、麦冬、瑞胶、茯苓、生甘草、花粉之类是也。宜借肾水以养之者，如六味加归、芍、柴胡之类是也。又按：舒肝气固宜以柴胡为主，然必佐以柏子仁之辛润香窜见功尤速。因症制宜，不可执一也。

年少好色之人，多亏在肾，或肾中之水亏，宜六味左归之类，或肾中之火亏，宜入味右归之类，此所谓下损从阴也。凡内伤之症，总不出此数端。而用药之法，各有所宜。古人云：识得同中仍有异，金针不负昔人传，学医者可不讲究于平日而善用于临时也哉。

四、内伤外感不同论

<small>此内伤单指劳倦，亏损元气，言细看自明，不可错解。</small>

东垣曰：外感恶寒，虽近烈火不除，内伤恶寒，得就温暖即解。外感鼻气不利，内伤口不知味。外感邪气有余，故发言壮厉，内伤元气不足，故出言懒怯。外感头痛，常痛不休，内伤头痛，时作时止。外感手背热，内伤手心热；外感之热，热甚不休，内伤之热，时作时止。脉诀以右关气口脉大<small>此大字指紧盛而言</small>为内伤，此谓内伤饮食有余症也，宜消之，至于诸书论治法云：外感少，内伤多，只须温补不可发散，此言元气内伤，非饮食之谓也<small>二语最明晰，宜细玩</small>《锦囊》曰：元气内伤之脉有二，一虚大无力，以中气不足，元阳浮越也，一微细软弱，以阳气自伤不能上连也，证属天渊，治者从何作主，故宜分饮，食伤为有余，劳倦伤为不足，此即《内经》饮食劳倦，损伤脾胃之义。然内伤劳倦，中气既虚，外感亦乘虚而入矣。

五、肝木乘脾论

《幼科铁镜》曰：肝气克脾者，肝气燥急无所泄，故乘脾虚而作痛也<small>脾之部位在心之下，脐之上</small>，故《心悟》论肝木乘脾，单指大腹言，其候唇白，口中色淡，面多青色，痛则腹连两胁<small>此是肝木乘脾把柄，景岳同此论</small>，重按其腹则痛止，起手又痛是也，治用四君子汤加柴胡、白芍。

又刘草窗有痛泻药方，谓肝木乘脾，多作痛泻。歌曰：痛泻要方陈皮芍，防风白术九煎酌，补土泻木理肝脾，若作食伤医便错。吴鹤皋云：伤食腹痛，得泻便减，今泻而痛不减，故责之土败木贼也。按：肝木乘脾，是肝气燥急，抑郁不能发舒，横填土中而作痛，或作泻，是以古方多用甘草、白芍、柴胡、黄连等，清肝火疏肝气，虽有加吴萸、干姜、肉桂之类，多是少加取其辛散，以从治也，或兼滋水以养肝木，亦可又按《锦囊》谓：芍药治腹痛，只是治血虚之腹痛，则肝木乘脾为血虚，肝燥可知。

六、久热不解论

<small>本《锦囊》。</small>

天之火，深藏于水土之中，凡井水气蒸，土中温暖，则地表清肃，犹人之丹

田，元阳封固，则火不浮游于上，中宫脾元充足，则火不散越于表，盖火之藏纳，不外乎水土之中。故发热者，即我身内之火，因正气虚而不能按纳，邪乘虚而激出之，乃阴阳本气反常之变，实非外来之火也。凡遇客邪一退，脾元虚者，调中以敛阳，阴中水虚者，补水以配火，阴中火虚者，补火以藏等症，则物仍归，病斯愈矣，如不知此，竟以火为外邪，重汗以亡其阳，阳无归源之力矣，重下以耗其阴，阴无配阳之能矣，复加辛温发削，脾元益伤，肌表之浮阳，何能敛纳？将此身内必要之火驱灭，必欲其尽。将此有限之精神磨灭，必欲其完以有形之猛剂，攻无形之阴阳，奚可哉？况火者，生身之始，而精神亦因之以生者也，试思人与物不热，则无气矣，故气生于火，而火为气之祖也，人但恶火之为热而清之，独不思火去而气亦绝矣，虽欲不死，其可得乎？

七、似损非损论

《景岳》曰：一凡似损非损症，惟外感寒邪者乃有之，盖以外邪初感，不为解散而误作内伤，或用清凉，或用消导，以致寒邪郁伏，久留不散，而为寒热往来，或为潮热咳嗽，其症则全似劳损。若用滋阴等剂，愈以留邪，热蒸既久，非损成损矣。欲辨此，但当详察表里，而审其致病之由。盖虚损之症，必有所因，而外感之邪，其来则骤，若或身有疼痛疼痛二字是辨外感真把柄，而微汗则热退，无汗则复热；或见大声咳嗽，脉虽弦紧，而不甚数；或兼和缓等症，则虽病至一两月，而邪有不解者，仍当汗之，宜一二三四五柴胡饮酌宜用之。

按：似损非损症，必热郁汗枯，不可仍用辛温发汗之药，宜用六味地黄汤，去枣皮加生甘杞、当归、白芍、柴胡等，以滋阴发汗，若脉细数无力，是真损症，不可用此法。又《锦囊》云：痨热之症，不尽是阴虚，亦有阳邪入里，传为骨蒸，令人先寒后热，渐成羸瘦，脉长自汗，自汗者，胃实也，脉长，阳明症也用石膏一味研细，每夕新汲水调方寸匕，取热退为度，脉微无力者禁用。又按：此症当酌用柴芩白虎煎为尤妙。

八、诸热各有所属论

《景岳》曰：五脏之热症有可据者，如肺气上通于鼻，而下主于皮毛；心气上通于舌,而下主于血脉;脾气上通于口,而下主于四肢;胃气上通于头面牙龈,而下主于肌肉;肝气上通于目,而下主于筋节;肾气上通于喉耳,而下主于二阴,而六腑之气,亦可因表里以察之,此皆病在形体也,凡有诸中者,必形诸外,故必有热证可据,方可以热论治。医中关系,惟此为最。

九、发热论

《锦囊》曰,当时秋冬,收敛闭藏,发热者多实,时当春夏,升生浮长,发热者多虚,总热之来,由于里出,或外邪感凑,扰动清阳此症必兼头痛、身痛,或内滞郁蒸,酿成壮火此症必兼吞酸嗳腐,舍此二实之候,其余非气虚不能收摄元阳此症必兼四肢倦怠,语言怯弱,即阴虚不能镇约雷火此症必兼口干舌燥,小便黄赤,此阴中之水虚也,或格阳潮热,面赤足冷者,此阴中之火虚也,又曰:潮热之症,有阴阳之分,平旦潮热,自寅至申,行阳二十五度,诸阳用事,热在行阳之分,肺气主之此即前所云:气虚不能收摄元阳也,日晡潮热,自申至寅,行阴二十五度,诸阴用事,热在行阴之分,肾气主之此即前所云:阴虚不能镇约雷火也,此皆内伤不足之热,与前二实症不同。

又查《金鉴》曰:昼剧而热,阳旺于阳,气病而血不病也,夜剧而寒,阴旺于阴,血病而气不病也,昼剧而寒,阴上乘阳也,夜剧而热,阳下陷阴也,昼夜寒厥,重阴无阳也,昼夜烦热,重阳无阴也,昼寒夜热,阴阳交错也,若饮食不入,其人必死。

十、引阳归阴论

新产妇血虚,午后发热咳嗽,至夜卧时尤甚,脉沉数,用熟地、甘杞、炙草、当归、牛膝、麦冬糯米炒、桑皮蜜炒、茯苓、炒芍,煎汤冲姜灰末服而愈。此属阴虚,阳不附阴而然。姜属阳,烧黑与阴药同用,始能引阳归阴,此与八味归源,六味滋阴降火,全真一气汤,清上暖下,俱似有异,录此以备一格,此盖阳本不虚,特因新产亡血过多,使阳无所附,故助阳不可,徒滋阴亦不可,惟有用此法以引之而已。

又按:此阴虚,因一时亡血,与真阴亏损,无以镇阳光者有别,故但引之,而阳即附于阴，热即退也。若真阴亏损，又不可用此引法。

十一、肾纳气论

《锦囊》曰：凡一切气上而不下，不可专责脾肺，当求之于肾，盖肾间动气，为五脏六腑之本，十二经络之根，呼吸之门，三焦之原，人或房劳不节，或思虑太过，皆能伤肾。故曰：思之为害胜于欲，肾既有伤，气无管束，遂多郁滞，肺出气也，肾虚不能纳气，则气上而不下，是肺病而实肾病也，治者当以补肾为本，导火归之而已，盖火为气之根也。

按：此专以肾虚者言，若外因，又当别论。

十二、气为水母论

《锦囊》曰：肺者，水之上源也；胃者，肺之母气也，凡一切枯燥症，俱当兼补肺胃，用《金匮》麦门冬汤，人参、麦冬、粳米、甘草、大枣，大补中气，以生津液则火退而津生，何枯燥之有。

十三、上病下取论
本《锦囊》。

治疗有上病下取法，如肺金之气，夜卧则归藏于肾水之中，丹家谓之母藏子宫，子隐母胎，此一脏名曰：娇脏，畏热畏寒，肾中有火，则金畏火刑而不敢归，肾中无火，则水冷金寒而不敢归，或为喘胀、或为咳哕、或为不寐、或为不食，如丧家之狗。斯时也，欲补土母以益子，则喘胀愈甚；清之泻之，肺气日消，死期迫矣；惟收敛者，仅似有理，然不得其门从何而入？《仁斋直指》云：肺出气也，肾纳气也，肺为气之主，肾为气之本，凡咳嗽暴重，动引百骸，自觉气从脐下，逆奔而上者，此肾虚不能纳气归元也，毋徒事于肺，或壮水之主，或益火之原，火向水中生矣。

十四、喜怒论

本《锦囊》。

喜笑皆属心火,盖火得风而焰,笑之象也,古人治一男笑不休,口角流涎,用黄连解毒汤,加半夏、竹叶、竹沥、姜汁而愈。一妇笑不休,用淡盐汤探出,出热痰五升而愈。怒者,乃阴气盛而闭遏其阳,则不得伸越而发也。丹溪治善怒,方用香附细末六两,每服五钱,用白汤调下,此疏肝快郁之意也,然有心肾之阴不足,而遇事易怒者,又宜滋肝阴心血,不可用香燥之品。

十五、七情论

《景岳》曰:过于喜者,伤心而气散,散者,收之养之;过于怒者,伤肝而气逆,逆者,平之抑之;过于思者,伤脾而气结,结者,温之豁之;过于忧者,伤肺而气沉,沉者,舒之举之;过于恐者,伤肾而气怯,怯者,安之壮之。

《却病延年》曰:人之有喜,则志扬气盛,其病也,为笑不休,为阳气不收,甚则为狂,宜用安神丸:黄连一两、栀子五钱、炙甘草五钱,丸如弹子大,每服一丸,麦冬汤下。人之有怒,则气急而上逆,其病也,为呕血,为飧泄,厥逆胸满胁痛,食则气逆而不下,为喘渴、烦心、消痹、耳暴聋、筋纵,发于外为痈疽,宜四物平肝汤:熟地、人参、当归、川芎、炙草、白芍、炒栀、香附、青皮、陈皮、丹皮、瓜蒌根、阿胶,水煎服。人之有思,则心存不放而气结,其病也,为不嗜食、口中无味,为嗜卧、烦躁不得眠,为心下痞,昏瞀为白淫,为女子不月,为太息,为健忘,宜加减二陈汤:陈皮、法半夏、白茯苓、炙草、苍术、川芎、香附、贝母、青皮。人之有悲,则声泣无止息,而气消矣,其病也,为目昏,为筋挛,为肉痹,为胸中痛,男子阴缩溺血,女子为血崩,宜加味四君子汤:人参、白术、茯苓、炙草、黄芪、麦冬、桔梗,大枣引。人之有恐,则神色俱变,便溺遗失,而气下矣,其病也,为心跳,暴下黑水,面热肤急,阴痿失明,舌短声哑,宜远志丸:熟地、人参、远志、茯苓、枣仁、柏子仁、桂心,蜜丸,梧子大,空心酒下。

《东医宝鉴》曰:七情者,喜怒忧思悲恐惊也,盖喜则气散;怒则气上;忧则气沉；思则气结；悲则气消；惊则气乱；恐则气下，六情皆令心气郁结，所以作痛，惟喜则气散，所以散六情之郁结，能止痛也。

十六、六郁论

一曰气郁：胸胁疼痛，脉沉而涩。一曰湿郁：周身走痛，或关节疼痛，遇阴则发，脉沉而细。一曰热郁：瞀乱烦心，尿赤，脉沉而数。痰郁者，动则喘息，脉沉而滑。血郁者，四肢无力，能食便血，脉沉而芤。食郁者，嗳酸腹饱，不喜饮食，人迎脉平和，气口脉紧盛。

十七、阴阳论

《经》曰：阳病则旦静，阴病则夜宁；阳虚则暮乱，阴虚则朝争。盖阳虚喜阳助，所以朝轻而暮重，阴虚喜阴助，所以朝重而暮轻，此言阴阳之虚也。若实邪之候，则与此相反。凡阳邪胜者，必朝重暮轻，阴邪胜者，则朝轻暮重，此阴得阴强，阳逢阳旺也。

十八、别症论

《锦囊》曰：别症甚未易也，脉有雷同，症有疑似，水火亢制，阴阳相类，大实有羸状，误补益疾，至虚有盛候，反泻含冤。阴症似乎阳，清之必毙，阳症似乎阴，温之转伤。积聚在中实也，甚则嘿嘿不欲语，肢体不欲动，头眩晕眼花，或泄泻不实，皆大实有羸状，正如食而过饱，反倦怠嗜卧也；脾胃损伤虚也，甚则胀满而食不得入，气不得舒，便不得利，皆至虚有盛候，正如饥而过时，反不思食也。

脾肾虚寒，真阴症也，阴盛之极，往往格阳，面目红赤，口舌破裂，手扬足掷，语言错妄，有似乎阳，正如严冬惨肃，而水泽腹坚，坚为阳刚之象也。邪热未解，真阳症也，阳盛之极，往往发厥，厥则口鼻无气，手足逆冷，有似乎阴，正如盛夏炎灼，而林木流津，津为阴柔之象也。

大抵症既不足凭，当参之脉理，脉又不足凭，当取之沉候久候。彼假症之发现，皆在表也，故浮取脉，而脉亦假焉；真症之隐伏，皆在里也，故沉取脉而脉可辨耳。且脉之实者，始终不变，脉之虚者，乍大乍小，如与人初交，未得性情善恶之确，必知交既久，方能洞见性情善恶之真。适当乍大之时，便以为实，适当乍小之时，便以为虚，岂不误甚？必反覆久候，则虚实之真假判然矣。

然辨脉已真，犹未敢恃，更察禀之厚薄，症之新久，医之误否，合参共究，自无遁情。

十九、寒热交错论

凡人素多火，或夏令炎热，而偶伤生冷后，自觉胸中冷痛，小便又多黄赤，及牙痛口疮，口干发渴，是寒热交错症，宜用清热除寒法。歌曰：生冷伤时又伏阳，主寒主热总乖张，槟榔草果同芩母，清热除寒两法彰。方用二陈汤，加槟榔、草果、黄芩、知母、麦芽、楂肉、吴曲，如有外感，加荆芥、防风、白芷等。

二十、养营行气论

<small>此条专主气郁血燥、久痛不愈者立论，平常所见妇人尤多有此症，
然痛有九种，宜各审所因，不得概以此法治之。</small>

凡人气痛日久游走不定，方是气痛，过服辛燥耗散药不愈者，正以阴愈亏气愈郁也，须用养营行气之法。歌曰：调气频频用香附砂仁，阴亏气郁痛愈加，惟有二陈兼四物，养营行气最堪夸。方用四物二陈汤，加香附、丹参、柏子仁、瑞胶等，使血行而气自不滞。或初起痛甚者，暂去熟地、白芍，重用芎归；挟寒者，加砂仁、白蔻、白干姜；挟热者，加黄芩、栀子；大小便不通者，加大黄、茯苓、升麻、枳壳，此分兵溃围之策也；气虚者，加人参；或痛时寒热不分，亦可兼用干姜、大黄，但取其速通耳。又古方用硫黄、小茴为末酒冲服，治冷气痛，亦是防辛燥伤血之意。

二十一、胃阴宜养论

《经》曰：脾土喜燥恶湿，故健脾诸药，无非六君香砂之类，然此必年少气盛精血未亏，脾经有湿者方可，若久病年老枯瘦之人，多是肠胃枯燥不能滑润，是以饮食不进，若再用燥药，定成膈噎回食。故东垣重脾阳，叶氏重胃阴，实为千古只眼。景岳用金水六君煎，丹溪用四物二陈汤，或于二方中，加瑞胶、玉竹等，或气虚者，加人参皆润以行之之意也。又《指南》云：凡质禀木火之体，患燥热之症，或病后热伤胃津液，以致虚痞不食，舌绛咽干，烦渴不寐，肌肤燥热，便不爽利，此九家不和，都属胃病，宜用甘凉濡润以养胃阴，则津液来复，自然通利。歌曰：老人赊年少久病枯瘦人在内食减是何缘？莫与儿童一例谈，血液枯干肠胃涩，须知无水不行船。即或脾胃虚寒，亦不可过服辛燥，宜补火生土，如八味丸、右归丸之类，食前服。歌曰：肾火衰时土亦衰，扶脾须把肾中煨，更防辛燥伤津液，最喜偷关度过来。

二十二、老人停食论

凡老人及久病枯瘦之人，肠胃多枯槁，偶然停食，徒用燥脾消导之药，必至愈枯愈塞，须用六君子汤，加枳壳、槟榔、麦芽、楂肉，佐以当归、瑞胶、苁蓉、火麻仁、蜂蜜、麻油、饴糖之类，润以行之，方能奏功。

二十三、吐酸论
本河间。

酸者，肝木之味，由火盛制金，不能平木，则肝木自盛，故为酸也，如饮热则酸矣，或言吐酸为寒者误也《锦囊》曰：凡热病皆用寒药，惟吐酸症则必用热药以从治，如左金丸之类。又曰：凡吞酸嗳气之类，皆属食郁有热，此所谓土郁则木郁也。又曰：患者必戒恼怒，是吐酸症亦有单由肝经气郁而成者，录此以备参考。肝热则口酸，心热则口苦，脾热则口甘，肺热则口辛，肾热则口咸，或口淡者胃热也，胃属土，土为万物之母，故胃为一身之本，淡为五味之本，然则吐酸，岂为寒者欤？

凡中酸法，宜温药散之者如用左金丸之类，歌曰：左金茱连六一丸，肝经火郁吐吞酸，亦犹解表之义，以使肠胃结滞开通，佛郁散而和也。若久酸不已，则不宜温之，宜以寒药下之，后以凉药调之，结散热去，则气和也。

景岳云：凡脾胃虚寒、饮食不能速化、停积不行，尤多吐酸之症。余按由热者，必多吐黄涎，由寒者，必多吐清涎，再参之以脉症，庶无偏袒。

二十四、痰嗽论

凡人饮食初入胃，皆变为痰，惟元气冲和，则运化为精血，以灌四肢百骸，焉得有痰？惟火太过，则熬煎焦结而为热痰，火不及，则水冷冰冻而为寒痰。然火之太过，有由风寒闭火者，宜散寒清火；有过炎辛热而火盛者，宜清热；有阴虚火动者，宜滋阴。火之不及，有由形寒饮冷者，宜辛热；有由脾肾火衰者，宜温补。若不分寒热、内外、标本而概以化痰之药投之，则化而复聚，何益之有哉？

又《医理元枢》曰：肺虚风寒痰嗽清，其声清亮痰易出；肺实风热痰胶黏，其声干燥多咽嗌。此单言寻常外感生痰，一则寒包火，一则单感寒也。又曰：咳喘而后痰出者，其痰出于肺，出于肺者，由气管，故甚难；一嗽即出者，其痰出于胃，出于胃者，由咽管，故甚易。语最明晰宜玩，咳嗽不离乎肺，肺气冲和，则呼吸自若，何咳嗽之有？凡咳嗽者，非热气干之即寒气干之，其寒热内外标本之分，亦与辨痰症无异。又有过服辛散，致令肺气不收，咳则汗出者，宜收敛。

又《锦囊》曰：肺实而咳者，必顿咳抱首，面赤反食。肺虚而咳者，必气逆虚鸣，颜白飧泄。肺热凡饮冷水一二口而暂止，及饮酒后而嗽愈甚者，热嗽也而咳者，必痰腥而稠，身热喘满，鼻干面赤。肺寒凡饮热汤而暂止，饮酒而嗽减者，冷嗽也，必嗽多痰薄，面白而喘，恶风多涕，毛栗肠鸣。又曰：清晨咳者多痰火；上昼咳者多胃火；午后咳者多阴虚；黄昏咳者，浮火游于肺也；五更咳者，食积滞于三焦也。又曰：久嗽不已，饥则腹中大痛，须视上唇有白点如粒者，虫啮其肺也，用百部膏，加槟榔、乌梅，下其虫则愈。又曰：外感以咳嗽为轻，内伤以咳嗽为重，皆至当不易之论。

治秋燥干咳嗽不止，或有痰而胶黏不利，方用北细辛一钱、五味子三钱，共为末，开水调服，盖辛酸相济，不惟能润肺燥，亦兼利脾湿也，此法从小青龙得来。

二十五、人血论

《纲目》曰：血生于脾，布于肺，摄于心，藏于肝，而施化于肾，与脾胃游衍水谷之精气，上输于肺，肺分布五脏，以灌百骸之旨最相合。他书谓心生血，脾统血，皆不的确。即如室女月水不来，注云：有不得隐曲，故月事不以时下，亦谓心气郁结，则心火不生脾土，脾土不能生血也。观《锦囊·虚痨门》，二阳发病本心脾论，自知之。

二十六、参、芪、白术各有所宜论

凡外感兼气虚者，可于发散药中加参、芪，不可加白术，以白术燥湿而闭浊气也。凡阴虚火动者，忌用升提，其有中气弱，不得不补脾肺以滋化源者，可用沙参、白术，不可用人参、黄芪，以参者性浮而升，易动火也。

二十七、伤寒宜用人参论
本《寓意草》。

伤寒病有宜用人参入药者，其辨不可不明，盖人受外感之邪，必先发汗以驱之，其发汗时，惟元气大旺者，外邪治乘药势而出。若元气素弱之人，药虽外行，气从中馁，轻者半出不出，留连为困，重者随元气缩入，发热无休，去生远矣。所以虚弱之体，必用人参三五七分入表药中，少助元气，以为驱邪之主，使邪气得药一涌而去，全非补养虚邪之意也，即和解药中有人参之大力者居间，外邪遇正，自不争而退舍。设无大力者当之，而邪气足以胜正气，其猛悍纵恣，安肯听命和解耶？故和解中之用人参，不过藉之以得其平，亦非偏补一边之意也，而不知者，方谓伤寒无补法，邪得补弥炽，断不敢用。岂但伤寒一症，即痘疹初发不敢用，疟痢初发不敢用，中风、中痰、中寒、中暑及痈疽产后初时概不敢用，而虚人之遇重病一切可生之机，悉置之不理矣！古今诸方，表汗用五积散、参苏饮、败毒散，和解用小柴胡汤、白虎汤、竹叶石膏汤等方，皆用人参，皆借人参之力，领出在外之邪，不使久留，乃得速愈，奈何世俗不察耶？盖不当用参而用之杀人者，皆是与黄芪、白术、当归、干姜、肉桂、大附子等药，同行温补之误所致，不与羌独柴前芎桔芷苓膏牛等药，同行汗和之法所致也。

附人参败毒散注验：嘉靖己未五六七月间，江南淮北在处，患时行瘟疫病，沿门阖境，传染相似，用本方倍人参，去前胡、独活，服者尽效，全无过失。万历戊子己丑年时，瘟疫盛行，凡服本方发表，无不全活。又云：饥馑兵荒之余，饮食不节，起居不常，致患时气者，宜用此法。目下有气虚症，在藜藿之家，少壮之人即用党参，亦颇有效，若富贵衰老之辈，即无人参，而洋参断不可不用。

二十八、将相兼资论

症有全由正虚者，温之补之，譬如阴阳变理，驯致升平也。症有全由邪实者，攻之逐之，譬如元老壮犹，剪除凶恶也。有正虚而邪亦微者，或微用驱邪之品，先去其邪，而后议补，或即于补正之中，微兼逐邪之品，均无不可也。惟正虚而邪亦实者，药不峻则邪不服，药过峻则正愈伤而邪愈不服，势不得不攻补并行，将相兼资焉。如体虚而感重寒者，古人有再造散，参、芪、羌、防、细辛并用之例；有体虚而得疟疾者，古人有加味常山饮，人参、当归、常山、草果、山甲并用之例；有体虚而得血积者，古人有八珍汤，送下手拈丸、失笑丸之例；有体虚而中寒痰者，古人有参、附、姜、夏浓煎灌吐之例；有体虚而得热痢者，古人有参连饮之例。夫既有精锐之师以克敌于外，又有经体之德以安抚于内，将焉往而不利哉？即古云：正虚邪实或先补之，而后攻之，或暂攻之，而随补之，均未若兹之计虑周而运用神也！

二十九、内外相引论

凡用药有内外相引，而取效更速者，如邪结胃中，大便闭塞，内服硝黄，外用麦麸和食盐炒热，包熨以引之。如虚阳上越，内服桂附，外用椒盐炒热，布包熨丹田以引之。如偏正头风，内服清空膏，外用蓖麻子、乳香捣饼贴痛处以引之。风痹疼痛，内服祛风散寒之药，外用姜葱和食盐炒熨以引之。此皆内外相引之法也，姑举数项，余可类推。

三十、辛热从治论

按：古人用寒药治火毒，必兼辛散，若徒用苦寒，反致遏郁其火。如冰硼散，金钥匙，及点眼丹，用牙硝、冰片，皆一凉一散也。目下真冰片难得，是以二方多不效，用时务要真冰片。洗暴肿火眼，用苦参、黄柏、羌活、防风、细辛、食盐、川椒之类，内火盛者，兼服清凉药。眼内有赤筋者，用老姜切开，挖小槽，置黄连于中，仍将姜合成一块，用竹针穿定，漫火将姜煨干，去姜取黄连切片，用男子所吃之乳，蒸黄连，点眼自效。牙痛口痛，用黄柏、石膏、黑豆、细辛、川椒、食盐等煎水漱。汤火伤用大黄、黄连、黄柏、细辛、冰片等，为末搽。喉痛，用苦参、青黛、薄荷、冰片、麝香等，为末吹，方能清火散郁。又如古人治热疾，用黄连、苦参等药，必稍佐以吴萸、木香、干姜之类，以行滞。或热病用凉药服之即吐，必将凉药热饮，少加姜汁则不吐，此皆从治之意，苟得其意，自可触类旁通。

三十一、香薷饮论

按：香薷辛温发汗，乃治风寒闭暑之症。其烦躁发渴溺赤者，内伤于暑也；其吐泻者，内伤于湿也；其头痛身痛，发热恶寒，无汗脉紧者，外伤于寒也。香薷散外寒，黄连清内暑，扁豆、厚朴除脾湿最为的当。若只是伤暑，口渴溺赤，身热心烦，脉虚自汗，乃是人参白虎汤、清暑益气汤症，误用香薷饮，则重虚其表而济之热矣，本李东璧论，其余诸人皆误解，不可从。歌曰：香薷发汗效堪夸，暑月伤寒代桂麻，若谓此方能治暑，误人性命枉兴嗟。

三十二、补中益气汤论

按：东垣以升阳为重，故用补中益气汤，丹溪以滋阴为重，故用四物汤，二者各尽其妙，亦所值人禀之不同乃尔，非故为偏袒也。今世人往往阳虚而兼阴虚，若单用补中益气汤，每易动火，惟景岳有补阴引气之说，用补中汤去白术、黄芪加淮山药、熟地，名补阴益气煎，不欲使阳分独旺，则火不上僭，立法更精粹矣。或气虚有外感者，即于补中汤内去白术加表药，有火者，加黄芩、参冬、白芍等，是为清补并行之法，或气虚中满者，加枳壳、谷虫等，是为消补并行之法，勿谓古方俱存，必不可变易也。

又按：东垣立补中益气汤，前人谓其见高出千古，查东垣本金人，金亡入元，十七年乃卒，其时国乱民疲，亏损中气者最多，则此汤最为对症。道光二十五年天旱，农夫因车水救田，劳役不息，以致四肢困倦，头昏晕，脉虚软，不嗜食，或发热，或口干而不甚渴，此症似外感而非外感，余用补中汤加减治之，而愈者颇多。按：胃虚则上逆，故仲景有代赭旋覆汤，脾虚则下陷，故东垣有补中益气汤，此等大关节，须对勘互看，方才醒快，若脾胃两虚，须用大健中汤等，一阖一辟乃见全象。

三十三、全真一气汤论

《锦囊》曰：水不足者有六味，水火不足者有八味，气不足者有四君，血不足者有四物，气血不足者有十全八珍，心脾不足者有补中归脾，独脾肾不足兼心肺之火宜抑，而肝肾之阳宜温者实无其方，余梦寐求之，始定此方，加减出入，亦水中补火，土内藏阳之义，为土金水一气化源之要药也。余按此方，恰得离虚坎满之象，录此足备一格。

大熟地、麦冬、白术、牛膝、五味子、制附子、人参，此方治一切内伤劳倦，或妄服疏散消导之药，以致真阴内竭，孤阳浮越，上热下寒，上实下虚，脉洪而空，或缓而无力，或寸洪尺弱等症，最能纳气藏元，神效不可尽述。

三十四、手少阳三焦论

《脉经》以手少阳脉为三焦，又曰三焦无状空有名，寄在胸中膈相应者非也。查五运六气歌，以手少阳为相火，相火者心火之所生，代君火以主令者也，居右肾命门之旁，虽曰生于心火，其实发源于命门，命门相火犹太极也，太极动而生阳，即相火也，人有此火则生，无此火则死。其诊脉在右尺，即医家所谓诊命门脉是也。以其能熏蒸上中下三焦，故亦可谓之三焦。《金鉴·十二经配天干歌》内云：三焦亦向壬中寄，惟右属肾壬水，然则三焦即相火也，明矣。又《脉经》以手厥阴心包络，与手少阳三焦二经相为表里，明是君火与相火相通之义。又《金鉴·六气歌》注：以寅申主少阳相火，合人之三焦包络，是三焦确指左肾中之相火无疑。相火亦谓之少火，少火生气，是后天中之先天，为生人立命之本，故医家以此部脉决生死，其精微详细处，详载《锦囊·水火论》，学医者，不可不阅。

三十五、脏腑手足阴阳所主论

本《锦囊》。

凡人一身共十四经络，肝与胆为表里，膀胱与肾为表里，胃与脾为表里，此为足之阴阳也；小肠与心为表里，三焦与心包络为表里，大肠与肺为表里，此手之阴阳也。手之三阴从脏走至手，手之三阳从手走至头，足之三阳从头下走至足，足之三阴从足上入腹。更有任脉直行于腹，督脉直行于背，共十四经络。经脉者，行血气，通阴阳，以荣于身者也；络脉者，本经之旁支而别出，以联络于十二经者也，本经之脉由络脉而交于他经，他经之脉亦由是焉。又曰：督脉行背部之中行，为阳脉之都督，故曰阳脉之海；任脉行腹部之中行，为阴脉之总任，故曰阴脉之海，因以督任名之，此奇经八脉之二也。

三十六、脉难尽凭论

本汪石山，见《景岳·脉神》"下章"。

夫脉者，本乎营与卫也，而营行乎脉之中，卫行乎脉之外，苟脏腑和平，营卫调畅，则脉无形状之可议矣。或者六淫外袭，七情内伤，则脏腑不和，营卫乖谬，而二十四脉之名状，层出而叠见矣。是故风、寒、暑、湿、燥、火，此六淫也，外伤六淫之脉，则浮为风，紧为寒，虚为暑，细为湿，数为燥，洪为火，此皆可以脉而别外感之邪也。喜、怒、忧、思、悲、恐、惊者此七情也，内伤七情之脉，喜则伤心而脉缓，怒则伤肝而脉急，恐则伤肾而脉沉，悲则气消而脉短，惊则气乱而脉动，此皆可以脉而辨其内伤之病也。然此特举其常，而以脉病相应者为言也。若论其变，则有脉不应病，病不应脉，变出百端，而难一一尽凭乎脉者矣。

试举一二言之，如张仲景云，脉浮大，邪在表，为可汗，若脉浮大、心下硬、有热属脏者，攻之不令发汗，此又非浮为表邪可汗之脉也。又云，促脉为阳盛之脉也，又曰，迟脉为寒，沉脉为里，若阳明脉迟不恶寒，身体濈濈汗出，则用大承气，此又非诸迟为寒之脉矣。少阴病，始得之，反发热而脉沉，宜麻黄附子细辛汤汗之，此又非沉为在里之脉矣。凡此皆难尽凭之明验也，若只凭脉而不问证未免以寒为热，以表为里，以阴为阳，颠倒错乱，而夭人寿者多矣。是以古人治病不专于脉而必兼于审症，良有以也，奈何世人不明乎此，往往有病讳而不言，惟以诊脉而试医之能否，脉之而所言偶中，便视为良医，而倾心付托，其于病之根源一无所告，药之宜否亦无所审，惟束手听命于医，因循遂至于死尚亦不悟，深可悲矣！彼庸俗之人，素不嗜学，固无足怪，奈近世士大夫家，亦未免扭于此习,是又大可笑也。夫定静安虑,格物致知,乃《大学》首章第一义,而虑者谓虑事精详,格物者谓穷致事物之理,致知者谓推及吾之所知,凡此数事,学者必尝究心于此矣。先正言:为人子者不可不知医,病卧于床委之庸医,比之不慈不孝,夫望闻问切,医家之大节目也,苟于临病之际,惟以切而知为能,其余三事,一切置而不讲,岂得谓知医乎?岂得谓处事精详乎?岂得谓穷致事物之理,而推及吾之所知乎?且医之良,亦不专于善诊一节,凡动静有常,举止不妄,存心忠厚,发言纯笃,察病详审,处方精专,兼此数者,庶可谓之良矣。

  虽据脉言症或有少差,然一脉所主非一病,故所言未必尽中也,若以此而遂弃之,所谓以二卵而弃千城之将焉,可与智者道哉!姑以浮脉言之,《脉经》云:浮为风、为虚、为气、为呕、为厥、为痞、为胀、为满不食、为热、为内结等类,所主不下数十余病,假使诊得浮脉彼将断其为何病耶?苟不兼之以望闻问,而欲的知其为何病,吾谓忧忧乎其难矣。古人以切居望闻问之后,则于望闻问之间已得其病情矣,不过再诊其脉,看病应与不应也。若脉与病应,则吉而易医,脉与病反,则凶而难治,以脉参病,意盖如此,曷以诊脉知病为贵哉?夫《脉经》一书,拳拳示人以诊法,而开卷入首,便言观形察色,彼此参伍以诀生死,可见望闻问切,医之不可缺一也。噫!世称善脉,莫过叔和,尚有待于彼此参伍,况下于叔和者乎?故专以切脉言病,必不能不至于误也,安得谓医之良哉?又有迎医服药者,不惟不先言其所苦,甚至再三询叩,终于默默至有隐疾而困医者,医固为其所困,不思身亦为医所困矣。此皆世之通患、人所共有,故予不得不详论之,以致夫叮咛之意,俾聋瞽者,或有所开发焉。孟子曰:予岂好辨哉?予不得已也。

三十七、运气论

本《锦囊》。

  五运有太过,有不及。太过者,甲丙戊庚壬,五阳干也,不及者,乙丁己辛癸,五阴干也。王冰曰:苍天布气,尚不越乎五行,人在气中,岂不应乎天道?故随气运阴阳之盛衰,理之自然也。《经》曰:不知年之所加、气之盛衰、虚实之所起,不可以为工。虽然运气之理,亦不可泥,又有内外两因,随时感触,虽当太过之运,亦有不足之时,不及之运,亦多有余之患,倘专泥运气,能无实实虚虚损不足而益有余乎?况岁气之在天地,亦有反常之时,故冬有非时之温,夏有非时之寒，春有非时之燥，秋有非时之煖，犯之者病。又如春气西行，秋气东行，夏气北行，冬气南行，卑下之地，春气常行，高阜之境，冬气常在。天不足西北而多风，地不满东南而多湿，百里之内，晴雨不同，千里之外，寒暄各别，方土不齐，而病亦因之。虽然西北固厚，安得人人皆实？东南固薄，安得人人皆虚？且如久旱则亢阳，久雨则亢阴，阳盛人，耐秋冬而不耐春夏，喜阴寒而恶阳暄；阴盛人，耐春夏而不耐秋冬，喜晴明而恶阴雨，此乃天气变常，人禀各异，又为法外之遗也。善言运气者，随机观变，方得古人未发之旨。缪仲醇曰：五运六气者，虚位也，岁有是气至则算，无是气至则不算，既无其气，焉得有其药乎？无益于治疗，有误乎来学，将以施之治病，譬如指算法之稀奇，谓事物之实有，岂不误哉？其云必先岁气者，谓此年忽多淫雨，民病多湿，药类用二术苦寒以燥之，佐以风药，风能胜湿，此即必先岁气之谓也。其云毋伐天和者，即春夏养阴，秋冬养阳，春夏禁用麻黄桂枝，秋冬禁用石膏、知母、黄连、芍药，此即毋伐天和之谓也。然尚有舍时从症之时也，谓不明五运六气，检遍方书何济者，正指后人不明五运六气之所以，而误于方册所载，依而用之，动辄成过，则虽检遍方书亦何益哉？故张仲景、华元化、越人、叔和，并未尝载有是说，即六经治法之中，亦并无一字及之，且见性理所载，元儒草芦吴氏天之气运之中，亦备载之，益信其为天运气数之法，而非独医家治疗之书也，况传流既久，天地人物，气化转薄，亦难可以同年而语矣，故宜知之者，以明天气岁气立法之常也，不可执之者，以处天气岁气法外之变也。天有寒暄，早晚不同，人有盛衰，时刻迥别，岂可以干支司岁一定之数，以定无穷时刻盛衰之变哉？

三十八、四时病论

古人云春伤于风，夏伤于暑，秋伤于湿，冬伤于寒。《寓意草》云：春伤于风，夏伤于暑，长夏伤于湿，秋伤于燥，冬伤于寒，似更精确。

卷十二

妇人门

方亭罗绍芳林一氏纂辑 / 仲男 文溥渊亭氏编次 / 门下生方问经史臣校字

一、经症要领

妇人经病,当以枯滞迟数虚实六字为关键,凡逢月分而腹痛腰痛,或作寒热或有块拒按,是滞也。按:经闭较经滞更甚,尤宜急通,须察其致滞之由,或外受风寒,或内伤生冷。本以阳脏之人,适当月水来,候为风寒生冷,遏郁阳气,热不得泄,将血烧干成滞,则其脉必数。若七情内结,郁火烧干津血,或过食辛燥成滞,其脉亦必数,宜破滞,兼清热滋阴如八珍汤,加红花、茜草、丹皮、生地、益母草之类。

若阴脏人逢月分,或受风寒,或伤生冷,血为寒滞者,其脉必迟或兼紧,当破血而兼温补,如八珍汤,加延胡、肉桂、桃仁之类。

或肥白气虚之人,多有湿痰阻滞经络,脉多沉滑,或沉缓宜用八珍汤,加陈皮、杜仲、法半、小茴之类。

以上三症,多腹痛拒按或不寒不热,亦无湿痰阻滞,只因气弱血少不能流畅,脉必细弱,或而腹痛而按之即止,须平补气血以通之,酌用八珍汤加陈皮、杜仲、续断、丹参之类。

此皆非枯症之比也,所谓枯者,月分不行,亦不作腰痛腹痛,只是发热咳嗽、五心烦热、肌体瘦削不嗜食,此水之上源已绝,其脉必细数,此非有血而滞者可比,必不可用破血通经之药,当察其致枯之由,或心多郁结,不生脾土,当遵古书二阳发病本心脾之说为主,宜用归脾汤加减。

又按:二阳发病,惟室女别无亏损者居多,若妇人房劳太过或产育有亏,或过食燥热以致经血枯者,又当以滋阴养血为主,不可概同二阳发病治也。

又方书以趱前为热,退后为寒,其理近似,然亦不可尽拘也。假如脏腑空虚,经水淋滴不断,频频数见,岂可便断为热?又如内热血枯,经脉迟滞不来,岂可便断为寒?必须察其兼症,如果脉数内热,唇焦日燥,畏热喜冷,斯为有热;如果脉迟腹冷,唇淡口和,喜热畏寒,斯为有寒。阳藏阴藏于斯而别。再问其经来,血多色鲜者,血有余也;血少色淡者,血不足也。将行而腹痛拒按者,气实血凝也;既行而腹痛喜按者,气虚血少也,用八珍四物,加减治之自愈。

二、室女不月症

《经》曰：二阳发病本心脾，谓女子不得隐曲，则心思郁结，不生脾土，饮食不进，则阳明胃及阳明大肠皆无所禀受以化津液而为经水，故月事不以时下，《三字经》谓此症宜用归脾汤，火盛者，加栀子、丹皮，似较古书用柏子仁丸尤为对症。柏子仁丸熟地黄，牛膝续断泽兰方，卷柏加之通血脉，经枯血少肾肝匡。

三、癥瘕痃癖症

《锦囊》曰：凡妇人癥瘕痃癖《心悟》曰：痃如弓弦筋病也，癖则隐癖，附骨之病也，癥则有块可征，积之类也，瘕者或有或无瘕气之类也。又凡医人遇此等症必须问月事以时下不以时下，方知在气分血分，形症虽若有异，然多因产后血虚受寒，或经行不忌生冷，痰血饮食，结聚成块，与脏气相持，日渐长大，牢固不移，得冷则发，大痛欲死。按：妇人经动时，或着忧怒，则血结不行，亦成瘕癥，不独生冷风寒也。其脉弦急者生，虚弱微细者危。善治者，调养脾胃为主，佐以消导。若形气充实者，调其气而破其血，消其食而豁其痰，衰其大半而止，不可猛攻，以伤元气。病重则病受之，病轻则胃气受伤矣。或云：待块消尽而后补养，则胃气之存也几希，不惟不胜治，终亦不可治也。

按：人身之气血，热则流通，寒则凝滞，癥瘕推本于寒，自是确论，即滞久阴虚多热，而受病从寒，固其本也。治法宜用手拈散辛温之类，作丸以渐磨其凝滞，外酌量阳虚阴虚，或寒或热，以八珍加减煎汤送之_{如服熟地而滞益甚者，须于本方中去熟地加瑞胶、甘杞等亦可}。

又《达生编》云：凡去积行滞，须于经行时趁势下之，补养调理，须于经净一日乘机助之，其功必倍，此中实具，妙理元机。

四、治癥瘕方

红花　桃仁　五倍子_{炒,去虫}　牙皂_{火炮,少许}　川芎　木香　延胡_{酒炒}　母丁香　猴灵脂_{醋炒}　槟榔　茴香　青皮共为末，酒冲服。

按：癥瘕日久，坚固难破，是以古方多不效，惟五倍子形似胞囊，能敛诸药入其巢穴，然后攻之，故取效甚速。余意癥瘕本是瘀血结成，且多在肠胃膈膜外，须再加血余以血攻血，用猪胰油蒸熟，拌前药为丸，以透膈膜方妙。此即岳武穆所云，以王师破水寇，虽十年不克，以水寇破水寇，则一旬可克之谓也。

歌曰：癥瘕法虽多，透膈为要着，红花与桃仁，青皮兼皂角，茴丁本三香，灵脂共研末，川芎合槟榔，更佐延胡索，血余作引经，五倍为约束，胰油蒸捣丸，酒下透膈膜，君不见，武穆出师被杨么，以寇攻寇神且速，如气血虚弱不可单攻者，用加减八珍汤煎水下。

按：月间痨亦结瘕癥，治法同此。

又按：癥瘕日久即活，形如龟鳖，有头尾足，能运动，动时极痛，古方用白马溺温饮即愈，余意加雄黄末，冲服尤妙。又《医学汇参》云：须用芜荑炒，兼暖胃理气益血之药乃可杀之。

五、肠覃石瘕辨

《医理元枢》曰：外邪干于卫分《锦囊》曰：外邪者，寒气也，客于肠外，日以益大，状如怀子，月事以时下《锦囊》曰：气病而血不病，故月事不断也，名曰肠覃，宜用厚朴汤，厚朴、槟榔、白术、枳实、青皮、陈皮、甘遂、大戟。

外邪干于营分，客于胞内，日以益大，状如怀子，月事不以时下，名曰石瘕石瘕非妊，但妊脉多滑，瘕脉多涩，详辨在《心悟·消法》条中，宜用下瘀汤，䗪虫、甘遂、桃仁、大黄。

六、崩漏

《经》云：阴虚阳搏谓之崩，此言热迫血而妄行也，宜用四物汤，加丹皮、阿胶、黄芩、黑山栀。又古歌曰：女人血崩不须忧，连翘当归只用头，地榆五加皮为引，茯苓贯众任君收，甜酒煎来三次服，折断红桥水不流。又李仲南云：灵脂治崩中，宜灵脂炒用，此与荆芥、防风治崩之义同。又崩漏症，有过于劳作，喜怒不节，思虑伤脾，致伤络脉者此症必兼有虚热，宜补脾胃兼清虚火如五阴煎，加麦冬、生枣仁、石斛之类，五阴煎即八珍汤去芎归，加扁豆、淮山药、五味子，有脾胃虚寒，不能摄血者宜温补脾胃，如用六君子加淮药、炒枣仁、炮姜、故纸[1]、五味之类。以上二症多是淋沥不断，势不甚急，有怒动肝火，肝不藏血者此痛多肋痛肋胀气喘，宜疏肝气清肝火，如用逍遥散加丹皮、栀子、木香之类，有因闪跌致崩者此症必有疼痛之处，宜通瘀，不宜补涩，用如生地、大黄、赤芍、丹皮、当归尾、枳壳、龟板、桃仁之类，宜随症治之。

七、崩症试验方

此方惟血热妄行者宜之。

大生地_{六钱} 当归尾_{四钱} 生白芍_{五钱} 泽兰_{四钱} 乌梅_{三个} 藤萝花_{三钱} 炒荆芥_{一钱半} 五灵脂_{四钱,炒烟尽为度}

气虚者，宜加参术，如无藤萝花，用笔筒草根代之。

八、崩漏总歌

妇人何以忽崩中，多缘血热又生风。凉血去风须记取，波恬浪静见神功。归尾泽兰生地芍，乌梅荆芥五灵充。更有藤萝花可用，气虚参术也堪容。崩甚势危宜止涩，棕灰龙骨喜相逢，脾虚照前兼虚寒、虚热说闪跌兼肝火，三症还须触类通。血崩心痛心脾竭，乌贼骨拿来用醋冲，《景岳》曰：凡妇人血崩而心痛者，名曰杀血心痛，由心脾血虚也，若小产去血过多而心痛者亦然用乌贼鱼骨炒为末，醋调下。

九、带下

带下一症，诸说不同，宜以《心悟》主脾虚有湿，饮食不生血而生带为的。

又按：湿字，宜兼寒湿、湿热二说方周匝。

十、带下总歌

带下脾虚湿气连，五味异功散加入扁豆苡仁山药，二句总冒下数项，以脾作主，余脏皆

---

[1] 故纸：即补骨脂。

兼症。若因五色分五脏，只用前方酌另添，赤色属心丹参、当归入，青原肝病山栀柴胡兼，白肺苡仁须重用，黄脾荷叶、石斛陈米同煎，惟有黑淫根肾水，还须杜仲续断两般全。脉数连心黄柏入，脉迟姜枣共相攒末二句总承上数项说。

前方若不效，必加升麻五六分，盖升提阳气，即所以疏利脾湿也，此与犁田晾土同一理。

又按：脾经湿甚，非苦燥兼辛散不能除，则干姜、黄柏自不可少，但须酌量多寡，用之合宜。

十一、血郁症

凡妇人经血不调，周身常起斑疹，或血泡，皆由血郁之故，宜调经活血，散郁除蒸。方用四物汤，加丹皮、丹参、红花、炒荆芥穗、血余、泽兰、柏子仁、柴胡之类。

十二、妇人隐疾歌

下部诸疮如阴肿、阴痒、阴疮、阴挺、下脱之类总因湿热下坠者多，约略为君作一歌。古方用九味芦荟丸，歌曰：九味芦荟芍归连，芎芜龙胆木甘全为通之治剂，利湿驱虫痛自瘥。怒动伤肝又不同，逍遥散煎汤服有神功。如肝经湿热极盛时龙胆泻肝汤用，气陷脾虚用补中益气汤。思虑伤脾时脾气郁结，加味归脾汤，即归脾汤加丹皮、栀子理自通。若肾水亏用六味地黄丸加当归白芍，固本扶元用不穷。

又有阴吹如失气屁声，猪膏煎乱发服之愈，气血大虚大补汤，升麻柴胡添入皆堪济。

阴户开花用藜芦，龟板共烧灰为末香油调共抹涂，阳肿如升斗痛难忍，用明雄明矾各两甘草一两，煎汤熏洗除。

阴疮阴痒用大红枣四两去核蒸，熟水银二钱大枫肉三十个同研捻作针三四寸许，用，丝棉裹定插入阴门户，其虫自出果堪珍。

阴户生笋长半寸用黄连用半斤，煎汤半锅，用盆盛之，冷后令病人坐浸其中，加入食盐一撮斟，以半根香尽为度潜消却，此法神良切勿轻。

十三、妊娠诸治法歌

经水断，已三月，是胎非胎何以别？川芎为末艾汤调服药后，腹中，不动非胎动即的谓动者即是胎也，此言脉不应指或经事偶见者，法当试之。

二三月，经脉不行，眩晕呕吐属痰停。浊气上干名恶阻，六君子汤加苏梗枳壳并砂仁。

若下血，兼腹痛，此因触犯名胎动。或缘跌扑或肝火，四物汤加阿胶艾叶白术用，闪跌木香益母加，肝火柴胡山栀重。

若胎漏，腹不疼，下血多宜把热清。生地四物汤为主，加入防风与黄芩。

胎气逆谓胎逼上也，虎子悬，胸间壅塞怒伤肝。紫苏饮川芎白芍当归并，炙草人参大腹皮兼，或加柴胡或姜汁，砂仁黄芩白术任君添。

气逆甚，厥晕增，子眩痰多另立名，顺气化痰兼养血，六君加减效如神。

血养胎三四月阴血聚以养胎，孤阳盛，心肺虚热子烦症，撩乱不宁恐动胎，生脉散人参、麦冬、五味子煎汤随手应。或用黄芩茯苓淡竹叶，麦冬知母皆堪任此名淡竹叶汤。

卒僵扑，不识人，子痫痰壅势堪惊，阴火上炎脉洪数，二陈汤四物汤加酒芩斟。或挟风，宜略表或即用前方加荆芥、防风等亦可，羚羊角散羚羊角散独防甘，芎归参茯钩藤兼，寄生姜枣同煎服，妊娠风虚及子痫加减好，或将童便姜汁灌，用鹅翎探吐吐去涎痰，其人自醒，须宜早。

腹有声，是子鸣此症乃脐上疙瘩，儿含口中，因娠妇登高举臂，托出儿口，以此作声，屈腰就地如拾物状，或以黄豆半升倾地下，令人扶妊妇捡之，捡尽则愈自安宁，或用四物汤加芩与术，安胎固气也堪珍。

八九月，忽不语，此为子喑喑者，有言无声也。按：肾脉贯系舌本，因胎气壅闭，肾脉阻塞致不能言休妄举此证可不服药，分娩自愈，平调饮食不须忧若欲服药，需用四物汤加茯神、远志，远志、茯神四物汤堪取。

小便闭此症点滴不出，与淋症有异，名转胞，胎压膀胱不用焦，补中汤服后用鹅翎探吐丹溪法，气升水降自能消。

七八月，胎水壅，胫腿俱浮名子肿。饮用五皮饮：五加皮、姜皮、桑皮、大腹皮、茯神皮苓术增，潜消水气无惊恐微肿者不必服药，此言胎水足尤易产也。

或子肿，属脾虚此证必食少体倦，六君加减见功奇，腰上肿宜兼表汗，加秦艽防风荆芥一齐施。腰下肿宜兼利小水，加车前仁泽泻最相宜此四句通承上五皮、六君言。

小便涩，号子淋，多缘气血不敷荣，膀胱郁热宜归芍，木通滑石麦冬人参此名安荣散，古方内有滑石，乃重坠之剂，恐致堕胎，若临月极妙，若在七八月前，宜去此味加石斛、山栀尤稳，若是脉微中气陷，独参汤服水流行若日久困倦，右脉微弱者，此气虚下陷，难以流通，宜大服人参运之，其便自易。

胎结就，血不行，三阴气壅足多疼，调和气血随升降，保产无忧散合八珍汤。

胎火盛，血热极，渗入膀胱因尿血按：胎动、胎漏，其血自人门出，不便亦然，尿血症自尿管出，便时方见，血余阿胶四物汤，加麦冬五味山栀集。

胎漏堕，属气虚，八珍杜仲续断山药宜，此方名为胎元饮，或去川芎加陈皮。

若脏燥，更可怜，时号时哭血枯干，甘草枣兼浮小麦煮，管教时刻气愉怡血养胎则肺燥，肺主悲，故多哭，立斋用八珍汤加淡竹叶、麦冬、知母亦佳，浮麦、甘草、大枣是仲景方，所以补肺之母也。

妊娠中，腰忽痛，恐是过劳兼负重，胞系肾中防损伤，八珍汤加杜仲续断加减用按：此症必猝然而得，须细问方知，若未尝劳动而腰痛者，仍照腰痛条中诸症治之，兹不赘录。

乳泣症，孕时出未产而乳先出，后来生子多不育气血虚弱不统摄故也，频频灌以八珍汤，补天手段为君说。

胎前喘，要分清，死胎上逼更惊人，气口脉比人迎盛，两尺俱短又离经，芎归饮入催生药如朴硝、肉桂、牛膝、前仁、红花之类，死胎一下自安宁《锦囊》曰：一妇人胎死于腹，病喘不得卧，诊其脉气口盛人迎一倍，左关弦动而疾，两尺俱短而离经，盖得之毒药动血，以致死胎不下，奔迫上冲，非风寒作喘也。用大剂芎归饮加催生药服之，夜半果下一死胎而喘止。又曰：风寒作喘，必有头痛发热恶寒之症，可据脾肾虚弱，气不得归源而喘者，必然腰酸[1]气短不能行步，动则喘甚，与死胎上逼者异。

养胎法，贵小劳，气血流通百脉调，安间久坐机关滞，产难原多属富豪。

十四、妊娠伤寒

凡妊娠伤寒，阳症入里宜攻下，用黄龙汤，内有参、地、甘草，虽硝、黄亦不为峻。若直中阴寒宜温者，用理阴煎，内有归、地，虽姜、桂亦不嫌燥。此与

---

[1] 酸：原文为"痠"，改为今字。

海藏治妊娠伤寒，以四物汤为君，而云"脉沉寒厥加桂、附，便秘蓄血桃仁、黄"之法相同，但须中病即止，不可过剂。

孕妇过食生冷，胃脘作痛，时吐清涎，用参归饮调下厚朴，温中散〔寒〕而愈，与上治法同意歌曰：厚朴温中陈草苓，干姜草蔻木香停。

十五、达生歌

胎前产后多良方，备载《达生编》明且确，临盆更是紧关头，特地为君详细说。

弥月谓儿已足月也诞生本寻常生也者天地自然之理，不待勉强而能者也，六字真言须熟读一曰睡，二曰忍痛，三曰慢临盆，忍痛安卧待其时凡胎皆头在上，足在下，将产则盘旋倒转，故腹痛，若产母畏痛，不肯直身，则胎元阻闭难转，再转再闭，儿力尽而逾难转矣，故必直忍痛，使痛极熟则生亦极易，如初觉时，便忍痛安卧，所以休养气力以待临时用也。又必仰卧，使腹中宽舒小儿方好打转身，且大人睡下小儿亦是睡下，自然母子皆有气力。如不能安卧，或人扶缓步，或凭棹橙，端立片时，俟痛稍缓，又上床睡，切不可左扭右捏，揉腰擦肚，或畏痛屈腰坐卧，皆碍儿打掉也，儿身打掉自钻出儿身果已打掉，必然胸前陷下，腰腹齐痛，一阵更累一阵，大小便俱急，浑身骨节疏解，产母中指中节或本节必跳动，目中金花爆溅，俟儿顶已到产门，此时产母稍一用力，自然水到渠成，绝无难产之患矣。若还腹内未转身，一毫人力用不着不可妄努力，亦不可服催生等药，试痛弄胎未可知儿到七八个月，手足五官俱备，已能动弹，或母腹中有火，或起居不慎，令儿不安，以致大动而痛，此等十胎而五，谓之试痛弄胎，其痛一阵漫一阵，或乍漫乍紧，总不似正生之一阵紧一阵。此时不必惊恐，只照寻常稳食安眠，一二日后，自然安静，忍之良久方晓觉或是试痛，或是正生，亦要痛久看其紧漫，方辨得清。若果胎伤痛不休，淋漓鲜血一时流儿果足月则瓜熟蒂落，何至血水淋漓？虽有恶露，谅亦不多。其腹痛而即见血者，多是胎伤，非正产也。此时只宜服安胎饮，或保产无忧散，不可服催生药，以致误事，以后或半月或一月方产，皆不可定，但把安胎为上策，从容调治不须忧或问伤食受寒皆能致痛，何以辨之？答曰：伤食者当脐而痛，手按之更痛，或脐旁有二埂；寒痛多在脐下，绵绵不休，不增不减，得热物熨之稍缓是也，宜各随其症治之。即或正生误时刻，无非落裤堕床头或问倘以正生认作试痛，忍之过时奈何？答曰：亦不过措手不及，致儿落裤堕床耳，有何关碍。临盆可慢不可早慢一刻本无伤害，早一刻变不可言，慎勿慌张自败谋全要自己拿定主意，不可妄听人言，不是正生误用力或误服催生药，横生倒产多凶逆，足踏莲花未转身小儿全未转身，或用力太早，或催药太急，以致儿足先出，名足踏莲花生，此子如未足月即生下，亦多不育，讨盐亦因转不及儿身方半转，即用力一逼，必致儿手先出，俗名讨盐生，速将手足送入怀此时急令产母仰卧，略以盐涂儿手足心，使其且痛且缩，仍以香油抹之，轻轻送入，俟其自转身顺下，不可令其久出，久则手足青而子伤难以送入，若送入之后，良久不生，必由儿身尚未顺，令稳婆手入产户，就一边拨儿转顺产门自然易出，亦不可妄用催生药。或曰：托之不入，奈何？答曰：若肯睡，断无托不入之理，若到此时仍不许他睡，又或动手动足，乱吃方药，吾未如之何矣，安卧床头齐歇息母歇息则子亦歇息，或服芎归汤或加味八珍汤，大剂频频生气血。浆水去多浆水去多，尚未生下，亦是由用力太早之故胎必枯胎枯则干涩难出，亦用八珍资补益，养成气力自转身不催之催，乃其妙于催生，此时别无可用之药，先生如达真可悦先生者，谓新产也，达者小羊也，其生最易，更有偏产与凝生，不必忧愁不必惊，扶正头颅拨脐带，天宫自降石麒麟偏产者，言儿虽已转身，但犹未顺生路，产母急于努力，逼儿头偏一边，虽露顶非也，乃额角耳，当令产母仰睡，稳婆轻手扶正儿头，产母努力儿即生，若儿顶后骨偏注谷道露额，令稳婆于谷道外旁，轻手托正，产母努力儿即生。又查：偏产系产母曲身坐卧，用力太早所致，碍生者，言儿身已正门路已顺，儿头已露，因儿转身脐带绊其肩，以致不生，令产母仰卧，稳婆轻手推儿向上，以中指按儿肩，脱去脐带，仍令儿身正顺，产母努力儿即生。如或不生，是小儿力尽不能得出，不妨安卧，或服加味八珍汤以养其气力，俟儿力足，大人方再努力即生，或再服催生药亦可。或曰：儿到产门，而大人久睡，岂不有碍？答曰：更好。盖小儿向下而大人坐立，则儿头倒悬矣，岂能久待？令大人睡下儿亦睡下，有何妨碍？又曰倘或闷坏奈何？答曰：他十个月不闷，今乃闷乎？又有坐生者，儿将欲生其母疲倦，久坐椅褥，抵其生路，急用巾带高悬，令母以手攀之，轻轻屈足，良久儿顺即生，头到产门交骨闭交骨不开者，血虚不能运达也，宜服加味芎归汤，再令稳婆以麻油调滑石，涂入产门，或再用两手大指拇入阴户，缓缓撑开，自然是得生，加味芎归效若神，若是盘肠尤可验，急用蓖麻贴顶心盘肠生者，子肠先出，然子生固是平日气虚，亦由临产用力太早，急用洁净木盆盛之，俟产毕，用蓖麻子四十九粒，研涂产母头顶，俟肠收急洗去，若肠干，用黄芪浓煎汤浸之，或服补中益气汤亦可收。又方用半夏为末，吹鼻取喷嚏，肠即收，或皂角末亦可。外有血迷衣不下血迷症与气脱症相似，而实不同，详辨在后，或问衣胞不下何故。答曰亦是临盆太早之故，当产之时，骨节开张壮者数日乃合，怯者弥月方合，今不待其时而强出之，故胎出而骨眼随闭，以致胞出不及耳，也应防备急调停。诸凡用药须平善，一切机宜更指陈，酷热严寒当设法天气严寒，须多置火盆，或令厚拥衣被，勿使血冻难产。天气酷热，宜多置水盆，频换以收热气，免致血晕，饮食频进美且清或问临产时饮食何如，曰此时心内忧疑腹中疼痛，精神疲倦口中失味，全要好饮食调理，但不可过用肥腻，必清淡方能助气，倘不能食用鸡鸭汤，或肉汤吹去油，澄清频频少与，或频进稀软白粥，若忍饥必致气弱神疲，老练稳婆一二足用老练连一二人以伺候听使，切不可令其胡乱动手，又必频言无害，以慰其心使其胆状气足，自然易生，何须拥挤住多人人多嘴多，以致惊扰，不得安卧，最易误事，此是临盆真妙诀《达生》大意已尽于此，与君一一说分明，再反复忍痛安眠是要着中间许多治法，皆有不能忍痛安卧所致，若初时即能忍痛安卧，到临时无不脱然而出，岂不更好，故此复历身以唤醒之，千忍万忍忍出头，说甚灵丹与妙药除胎动、胎伤宜服药外，其正产只用一忍字最妙，外如鼠兔丸、回生丹，皆峻下劫胎，有损无益，切不可妄用，君不见蚕蛾裂茧鸡雏啄壳，听其自然无欲速试问稳婆何人，催生何药，不过善于待时耳，生人生物理一般，造化真机谁敢拂假如破茧而出，蛾剥壳出雏，万物生理矣，又不见私产自来少艰难，只因忍痛防人觉，忍到临时脉离经谓胎与血气俱坠于下，六脉必沉浮不现也，犹如瓜熟而蒂落，大生广生天气心天地以生物为心，岂有以生道杀人者乎，凡难产之患者，皆人事矫揉致之耳，愿将此语传闺阁。

十六、安胎饮

黄芪蜜炒　杜仲姜汁炒　茯苓　黄芩　白术　真续断　甘草　糯米百粒　阿胶珠多用，如无真阿胶，即以瑞胶珠代之

上水酒煎服，胸中胀痛加紫苏陈皮，下红加艾叶地榆。

歌曰：安胎芪仲续芩胶，芩术相须甘草饶，腹痛苏陈皆可用，见红榆艾莫轻抛，酒水同煎加糯米，管教一服自逍遥。

此方治或因闪挫，或因起居不慎，或因腹中有火，以致胎动不安，或胀痛，或下血，服一二剂，胎目安矣。

十七、保产无忧汤

当归一钱五分，酒洗　川芎一钱五分　紫厚朴七分，姜汁炒　川贝母一钱，去心为末，将药煎好冲服　川羌活五分　枳壳六分，麸炒　荆芥穗八分　生黄芪八分　甘草五分　菟丝子一钱，酒炒　白芍一钱二分，酒炒，冬月只用一钱　陈艾七分，醋炒　生姜三片

水煎服。

歌曰：归芎贝芍朴黄芪，菟丝枳壳艾羌宜，甘草好同荆芥入，生姜三片见工奇。

或云此方药味分两，一毫不可增减，似亦不必太拘。又云人虚极者，加人参五分尤妙，相传此方系神仙降笔，胎动能安，胎死能下，临产能催，横生倒产能

顺，凡胎前一切诸症，具能治之。又云凡新产女子，脏气坚固，胞胎紧实，八个月时宜服此汤一二剂，临产时再服一二剂，撑开道路则儿易生，海内流传已久，用之无不效验。然皆不识其立方之妙，《心悟》一一解之，似犹未确，惟《达生编》云：黄芪补气调卫，芎、归补血养荣，羌活、荆芥走背后太阳经，同督脉而上升。厚朴、枳壳走胸前太阴经，同任脉而下降。甘草和中枢而健连，气血俱旺，升降得所焉，往而不利哉。此论最醒快，故借录之，以坚信用法。

十八、芎归汤

又名佛手散。

当归_{五钱}　川芎_{三钱}

上方逐败血，生新血，治胎孕六七个月后，因事跌磕伤胎，或子死腹中，疼痛不已，口噤昏闷，或心腹饱胀，血上冲心者，服之生胎即安，死胎即下。又治横生倒产，水煎加酒少许，如横生倒产，及子死腹中者，加黑小豆一合炒焦熟，乘热淬入药中，加童便煎服，少顷再服。丹溪云：催生惟此最稳当，最捷效。

十九、加味八珍汤

人参　白术　茯苓　炙草　熟地　当归　川芎　丹参　炒芍　明乳香_{瓦焙，去油}　益母草_{酒炒}

上方大补气血，兼能逐瘀顺气，端治浆水去多，胎产干涩及横生倒产，按此方与前佛手散皆是大补气血兼逐宿瘀，使其自顺自生，不催之催，用意独深远矣，但前方用以安胎亦可，惟此方必用于浆水既行之后耳。冬月天寒加黑姜五分，呕吐加生姜、砂仁。

二十、加味芎归汤

当归_{五钱}　川芎_{三钱}　败龟板_{三钱，童便炙或醋炙为末，冲服}　妇人头发_{一握，烧存性为末，冲服}

上方水煎服，端治儿头已到产门，交骨不开，服之约人行五里时，胎即下。

设是胎死亦下。《幼幼集成》曰：交骨不开，惟新产妇多有之。又曰：阳主开而阴主阖，今交骨不开，阴极矣，必于前药中加肉桂三五分，以宣布阳和庶为有济。若龟板、发灰之纯阴，仅可为通任脉之向导耳，借录存参。

二十一、开骨降子汤

<small>本女科仙方，如服前方不效，速进此方。</small>

当归_{一两}　人参_{五钱}　川芎_{五钱}　红花_{一钱}　川牛膝_{二钱}　柞木枝_{一两}

水煎服一剂，而儿门必响亮一声，交骨开解，而儿乃降生矣。柞木枝，即蒙子木也，查蒙子木有二种，以一药一刺，俗名小蒙子者为佳，其味苦平无毒，最能开发解骨。

又《达生编》一方，只有柞木枝一握，甘草五分，二味。注云：此方不但催生，亦治横生逆生，及胎死胀烂不下者立效。

二十二、仙传通津至灵丹

桂元[1]_{六两，去核}　生牛膝根_{一两，甜酒浸，捣烂，取汁用}

上方将桂元肉浓煎汁，冲牛膝酒内服之，半日即产。按：牛膝根须用于儿身打掉之后。若儿尚未打掉，切不可轻用。

按：此方能治裂胞生，及难产数日，血水已干，产户枯涩，命在垂危者，服之神效。按裂胞者，言胎尚未十分熟，临盆太早，大有生裂之意。

二十三、脱花煎

当归_{五钱}　川芎_{三钱}　肉桂_{一钱}　牛膝根_{二钱}　净前仁_{一钱五分}

歌曰：脱花即是芎归汤，牛膝前仁肉桂襄，或加人参或熟地，气血双扶法更良，若是死胎胞不下，硝红涤荡效尤彰。

此方治难产经日不下，气虚困剧者可加人参、附子，阴虚者可加熟地。

---

[1] 元：当作"圆"。

按：此与通津丹俱有牛膝，是于补气血药中，略带下行之品，乃正催法也，必是儿已打转身，惟气弱血枯，不能即产者，可用此水发舟行快利无比，一切催生药皆不及。若儿胎不下或胞衣不下，即于此方中加芒硝三五钱，再加红花、人参、附子等，无不即下，按：芒硝大寒方中兼用桂、附最妥。比古人用平胃散加芒硝下死胎者，功胜百倍，以其药味甘温不伤元气故也，论本《幼幼集成》，又《锦囊》谓热病损胎，不可用温热药下，宜用朴硝，佐以行血顺气之药。又曰：凡下死胎，务宜谨慎，必先验其舌青口秽。腹冷重坠的确方可下，又必以补气养血为主。方保无虞又云：面以候母舌以候子，以赤为生以青为死参看，则母子之存亡可决。

二十四、二经验化石散

本《锦囊》"妇人规"。

用蜂蜜香油各半盏，熬数沸去沫，入广滑石末一二钱调匀开水冲服，治胎干涩难生，按此方专以滑利为催，亦尚平善。

二十五、镇压法

凡妇女有所疑惧，则气怯难生，或随书一符，或置一物，以为可以避邪催生，彼必深信不疑，自然胆壮气旺，生产不难，此与念咒截虚虐同意。书曰：民可使由之，不可使知之，此之谓也。

二十六、治妊妇发渴方

凡妊妇临盆发渴，不可过饮茶水，过多则呕吐气逆，胎反难下，宜用五味子数粒，细嚼咽津以止其渴，或嚼乌梅肉亦可。

二十七、衣胞不下外取方

令产母仰睡，以中碗盛温暖细灰极满，用布帕包裹紫定，覆于产母脐上，使灵巧妇人以一脚抵碗底，以两手执产母两手中，指轻轻提扯。如欲起伏，脚亦轻抵碗底，自然将衣胞挤出，且碗灰柔软，不至伤腹。碗灰温暖能令恶血流畅，是以衣胞易出。真妙法也，一方用蓖麻子四十粒，研涂产母右足心，衣胞即下，下即洗去，如缓则肠出，如肠出以此涂顶，心肠即收。

胞衣不下，有胀满痛极者，由子脱胎时，其衣胞仰翻，形如荷叶，贮瘀血在内，是以难出，宜令稳婆手涂香油，随脐带探入阴户，用指顶翻胞衣，倾去瘀血，自然得出，如顶之不翻，用两指掐按衣胞，亦能去其瘀血，其衣自下。

二十八、预防血晕方

用真正净菜油（即世俗所用清油）半酒杯，于既产时即速饮之，可免血晕，方见《本草纲目》，予家常用此有效，古方用热童便加温酒频服亦平善。

二十九、治血晕方

郁金子二钱为末，肉桂五分为末，重用牛膝根煎汤，兑甜酒童便服，恶血即散，或用炭烧红淬醋熏鼻，亦能降恶血，《幼幼集成》曰：凡产后血壅痰盛，胸腹胀痛，喘息气粗，或两手握固，或牙关紧闭者，血逆症也，宜用此方。

三十、治气脱方

产后有气脱症，全似血晕，但眼闭口张，手撒手冷，呼吸寂然，六脉细微之甚，或浮而散乱，宜用人参等，续气救脱，不可同血晕治或仓猝无参亦可用醋炭收敛脱气。按：气附于血，血去多则气亦随之而脱，血脱益气，故宜用独参汤，伺醒后再因其寒热徐为调理，若但知用补血之药，则几微之气倏尔散失矣。凡大吐大崩之后，皆有此症，不独产后为然也，见景岳"血厥论"。

三十一、治产后肉线方

本《达生编》。

妇人产后设有乘出肉线约长三四尺，触之痛引心腹欲绝者。系过于用力，或用力太久之故。用老姜一斤，连皮捣烂，麻油二斤同姜拌匀炒干，先以熟绢四五尺，叠作长方式，将肉线轻轻盛起，盘曲作三围，纳入产户，乃以绢袋盛姜，就近熏之，冷即便换。熏一日，肉线可缩入大半，二日可以尽入，切不可令线断，断则难治也。

三十二、权宜备用方

凡胎产时照前所论方药用之，固无不子母两全矣。然事有常变，若其势万不能两全，又将何以处之。查杨子建《十产论》云：如怀胎尚未足月，有所伤动，忽然生产，或妄用催药，逼儿速生。如此生息，未必无伤，宜慎之。但此时言慎，亦已晚矣。大约此等胎伤已重，安之必不能安，且离弥月之期尚远此必细问方知生胎破裂，鲜血必多，子无生理，但使生下不育犹可耳。若使横倒不下，子固难全，母亦难保，此时即将手足托入安卧，兼养气血，恐亦断无转身顺下之理。是前法皆穷于用以下胎之法，古人慎重，必伺舌青口秽，腹冷重坠，遂执禁下之说，听其子母两亡乎。查景岳《妇人规》"下篇"云：下胎固非仁者之事，然妇人临产艰危，或病甚不胜生育者，则舍子全母，下胎之法，自不得已。一用桂心散，桂心、牛膝、瞿麦、当归水煎服。一用扶羸小品方，人参、粉草、川芎、肉桂、干姜、桃仁、黄茶、蟹爪蟹爪宜捣入药煎数沸即可，若久煎，则无方，水煎服。一用新法下胎方，当归一两、厚朴三钱、陈皮二钱、酒水各半煎，后入朴硝三五钱，再煎沸十余次，乘热服之。按：以上三方，似皆不若用脱花煎，加入人参、熟地、朴、硝、红花、附子之尤为工稳周到也，或再加入桂圆、滑石、熟白蜜亦可。又《妇人规》"下篇"，有外下法云：不拘生胎死胎，用蓖麻仁二个，巴豆一个，麝香一分，研烂贴足心即下，下即急将药洗去，并录之以备权宜之用。

三十三、治难产方

见《汇集经验方》。

治儿已打掉，产门闭塞，万不能生，诸药不效，急用黄牛热粪，摊贴产妇脐下，立下如神，更下死胎，屡经实验，方虽平而用则巧矣。故录于此，以补芎归汤、开骨降子汤之穷。

因此停，从容再把前方纳。面黄身重血化水败血流于经络，日久腐化为水，调经活血斯为美宜用八珍汤加益母、红花、泽兰、丹参、苏木之类，切莫当作水肿医水肿症小便不利，此症血病气不病，小便自利，说与时师须记取。腹中有块作痛肢节应谓肢节间各有小疙瘩也，此是肝枯筋缩症，养营活血筋自舒，不可误作癥瘕认。产后淋症多败血败血阻滞水道，其小水必带红赤色，宜通瘀，亦有血虚热郁的宜用六味、生脉之类以滋化源，若是损胞谓接生时误伤尿脬参术膏二味煎成膏，猪羊尿脬汤冲来吃一月可愈，稍久难治。产后病症本多端，累牍连篇写不完，须知血气产时亏，除了瘀积症多虚，治病最宜兼顾本，临时谨慎莫乖违。

三十五、乳痛

按：乳乃阳明厥阴所主，无论气闭寒闭，宜用二经之药以闭通之，则其痛立止，须用四物加白芷、柴胡、山甲之类，山甲须取当胸者，火炮研细末冲服，余随症加减。又妇人初觉乳有细核作痛，急捡肥大山楂肉四两为末，每空心服三钱，无灰酒送下，免后有溃烂之患，见《经验良方》。

三十四、产后杂症治法歌

产后瞑闭也，《锦囊》曰：火乘于肺，则多瞑目。目多昏冒，此是虚火炎上焦，六味归芍童便加，少佐肉桂滋阴妙。心慌自汗血空虚，当归酸枣黑姜宜，大枣五枚同入药，酌加参附莫狐疑，或是十全大补汤双顾根本谓阴阳两救也，免教脱晕救来迟。心肾不交多不语，气血虚弱八珍取宜加茯神、远志之类。总有微邪从末疗或清火或疏风或化痰皆宜轻治祛风攻痰无任意。恶心呕吐有两般，要分血阻与胃寒。三日以前多血阻恶血上冲于胃则呕吐加味生化汤可瘥，芎、归、炮姜、山楂烧成炭、桃仁，酒水兑来煎按产后儿枕作痛亦用此方。三日以后多胃寒，六君加白豆蔻炮姜全，大枣丁香能止呕，温中暖胃理当然。产后发热多血虚，四物汤用黑姜煨，苦温从治收浮散，引阳归阴法可推。伤食发热多暖腐五味，异功散加神曲麦芽随。风寒发热兼恶寒头身痛，《心悟》曰：风寒发热昼夜不退，血虚与伤食则日晡发热，清晨即退疏邪实表汤方见伤寒门可施。内真寒外假热多吐泻，腹痛脉细或浮虚无力，阳随阴散真危症，十全加附急调医。产后癫狂症不同，紧防败血上攻胸，腹中胀痛神昏乱，泽兰汤，泽兰、当归、生地、赤芍、炙草、生姜、大枣、桂心失笑散喜相逢。若是血虚神不守，舍心慌自汗腹无苦谓腹不胀痛，与败血上冲发狂者异，即狂亦有微甚不同，安神定志法为先，归脾一汤堪作主。产后汗多忽法痉，角弓反张口必噤，此是气血大亏时，十全大补加减应。产后身痛要细辨，营虚失养喜手按按之痛稍止者虚也，养营止痛是良方，黑姜四物功堪羡，若是按时痛转加，恶血流经定不差，惟有泽兰汤最好，瘀行痛止不须嗟。外感身痛兼恶寒发热，疏邪实表汤微汗之效堪夸。恶露不绝谓血水淋漓也各有因，气弱气虚不能统血归脾与八珍此症必四肢倦怠，语言怯懦。肝气不和则不能藏血逍遥散此症必肋胀口苦多怒，神恬气净血安宁。若因瘀阻腹拒按，新血不得归经真可叹此名儿枕作痛，芎归汤送失笑丸，瘀血去时再补敛。产后喘促属孤阳，阴营暴竭不能藏阴不藏阳，故上泛而喘作将脱之症也，喘时气短兼头汗，六味加入参附良；或因外感闭肺窍，无汗而喘气粗长，再兼恶寒身发热，微微表散勿惊慌；若是瘀血入于肺，发喘面赤命几发，逐瘀止喘用何方，苏木人参只三味名参苏饮。产后鼻衄黑色带谓鼻带黑色也，瘀血逆行肺胃败，苏木人参二味煎，死中求活危且殆《心悟》谓此症多不可救，《锦囊》谓血色红赤者阳热之生气也，血色青黑者阴冷之气绝也，须于前二味中，再加熟附子；《达生》又有禳压法，急取本人顶心发十余根，添入红线三五根，紧将右手中指扎，若是鼻血